의료기기 전자파 안전 시험방법 정보자료집

식품의약품안전처
식품의약품안전평가원

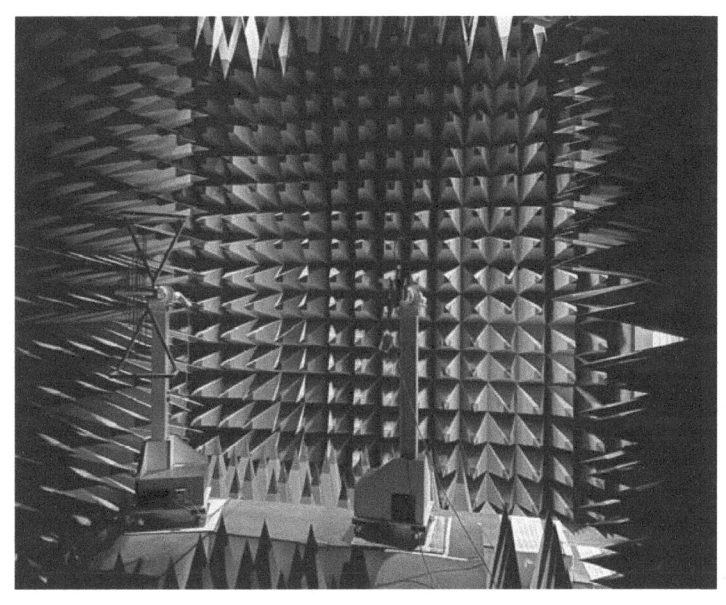

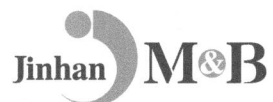

본 정보집에서 기술된 내용은 정보제공을 위한 목적으로 법적인 구속력을 갖지 않으며, 기존의 규정을 대체하지 않습니다. 또한 제시된 정보 등은 최신의 과학적 근거를 바탕으로 기술된 것으로 과학기술 발전, 사회환경 변화 등에 따라 수정될 수 있다. 아울러, 동 내용은 식품의약품안전처의 정책 또는 허가심사 방향과 다를 수 있음을 알려드립니다.

Contents

I 개요   05

1. 배경 및 목적 ·· 06
2. 의료기기의 전자파 안전 시험의 분류 및 시험 항목 ············· 07
    가. 의료기기 전자파 안전 시험과 전자파 적합성(EMC) ············· 07
    나. 의료기기의 전자파 안전 시험 항목 ·· 08
3. 의료기기 전자파 안전 관련 최신 국제표준의 주요국 도입 현황 ·· 10
    가. 의료기기 전자파 안전 국제표준 도입 현황 ···························· 10
    나. 체외진단 의료기기 전자파 적합성 국제표준 적용 현황 ········ 10
4. 관련 국제표준 ·· 11

II 의료기기 전자파 안전 시험에 적용되는 국제표준   13

1. 의료기기의 전자파 안전 공통 시험적용 ································ 16
2. 체외진단의료기기의 전자파 안전 시험 적용 ························ 19

III 전자파 안전 시험적용 표준 및 항목의 결정   21

Ⅳ 전자파 안전 시험방법   27

1. 방사 시험방법 및 시험 기준 ··· 32
    가. 방사성 방사(RE) ··· 32
    나. 전도성 방사(CE) ··· 46
2. 내성 시험방법 및 시험 기준 ··· 52
    가. 정전기 방전 내성(ESD) ··· 52
    나. 방사성 RF 전자기장 내성(RS) ································ 60
    다. RF 무선통신 근접장 내성 ······································· 67
    라. 전기적 빠른 과도현상/버스트(EFT/Burst) ················ 71
    마. 서지(Surge) ·· 76
    바. 전도성 RF 장해 내성(CS) ······································ 84
    사. 전원주파수 자기장(MFS) ·· 91
    아. 전압강하 및 순시정전(V_{dip}) ·································· 95
    자. 근접 자기장(PMF) ·· 100

Ⅴ 참고문헌   109

의료기기 전자파 안전 시험방법 정보자료집

I

개 요

I 개요

1 배경 및 목적

정보통신기술(ICT)이 발전하고 무선통신 사용의 증가로 의료기기의 사용 환경이 변화함에 따라, 의료기기의 통신장애 및 오작동 사례보고가 증가하고 있다. 이를 최소화하기 위해 의료기기의 국제 전자파 적합성(EMC) 기술기준위원회(IEC TC/SC 62A)에서는 전자파 안전 분야에 대한 개정 국제표준인 IEC 60601-1-2:2014, Ed 4.0을 2014년 2월에 발행하였고, 그에 대한 개정판 IEC 60601-1-2:2020, Ed 4.1을 2020년 9월에 발행하였다. 여기에는 ①전자파 안전 시험 분야의 위험관리(ISO 14971:2019) 도입, ②RF 무선통신 근접장 내성 시험 및 근접 자기장(PMF) 시험 신설, ③전자파 내성 시험 인가 레벨 강화 등 많은 기술기준의 변화를 포함하고 있다.

IEC 60601-1-2:2014 Ed 4.0 이전의 의료기기 전자파 안전 시험 평가 방식은 제품 개발 완료 후 시장 출시 전에 제품을 평가하는 사후 평가 방식이었으나, IEC 60601-1-2:2014 Ed 4.0 이후의 표준에서는 제품 개발 단계에서 시험 계획을 수립하고 위험관리 절차(ISO 14971)를 마련하여 성능을 확보하는 사전 검증 방식으로, 시험평가의 개념이 변화하였다. 의료기기의 개별제품마다 동작 방식, 필수성능이 각기 다르므로 해당 기기의 위험 요인을 분석하고, 위험평가 및 통제, 이를 통한 잔여 위험 평가 과정을 거쳐 최종적으로 안정성이 확보된 의료기기를 생산할 수 있도록 하는 데 그 목적이 있다.

의료기기 전자파 안전 기술기준의 향상으로 인한 국내 의료기기 제조업체의 어려움을 해소하고, 최신 의료기기 전자파 안전 시험을 원활하게 국내에 도입하고자 본 정보자료집에서는 ▲IEC 60601-1-2 Ed 4.1판 국내외 도입 현황 ▲전자파 안전 시험방법 및 주요 개정 사항 ▲최다빈도 허가 품목의 예시를 통한 시험의 상세 설명 등을 제시하였다.

2 의료기기의 전자파 안전 시험의 분류 및 시험 항목

가. 의료기기 전자파 안전 시험과 전자파 적합성(EMC)

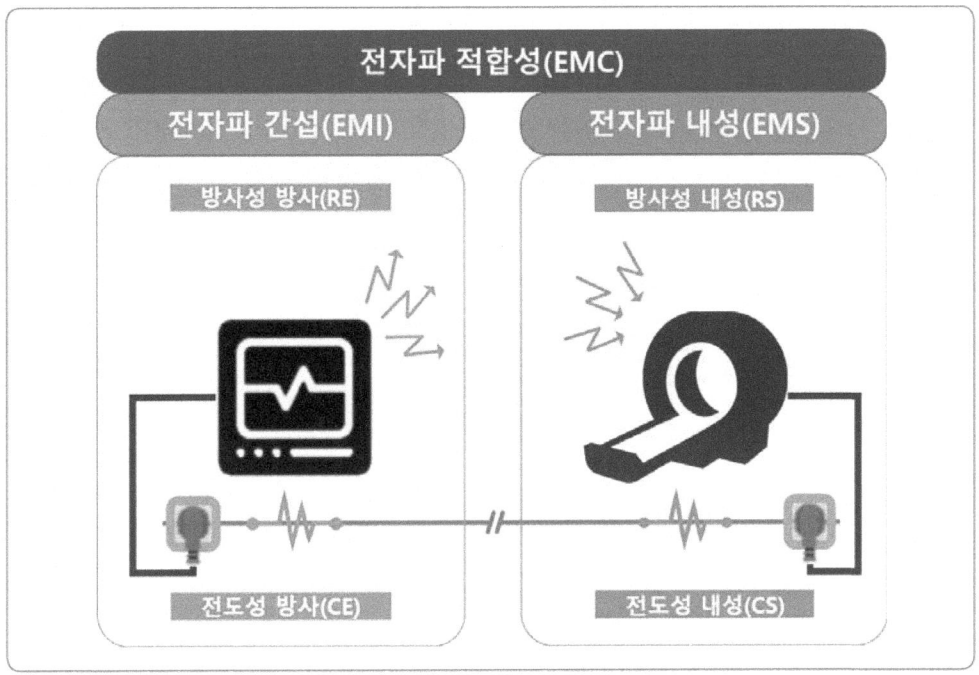

그림 1. 의료기기의 전자파 적합성(EMC)에 대한 모식도

　의료기기의 "전자파 안전"은 "국제전기기술용어"에 따라 전자파 적합성(electro-magnetic compatibility, EMC)으로 통용된다. 전자파 적합성(EMC)은 전자파 간섭(electromagnetic interference, EMI)과 전자파 내성(electromagnetic susceptibility, EMS)으로 구분된다. 전자파 간섭(EMI)은 전기기기에서 방사 및 전도되는 전자기 에너지 방해로 인한 전기기기의 성능저하를 뜻하고 전자파 내성(EMS)은 전도 및 방사되는 전자기 에너지의 간섭이 있음에도 전기기기가 성능저하 없이 정상 작동할 수 있는 능력 의미한다. 간섭(EMI) 시험은 방사 및 전도되는 전자파 에너지의 양을 규제하며, 내성(EMS) 시험은 제품에 일정량의 전자기 에너지를 모의하여 인가하고 제품의 반응을 관측한다.

나. 의료기기의 전자파 안전 시험 항목

의료기기 전자파 안전 시험을 위한 국제표준인 IEC 60601-1-2:2020 Ed 4.1에서는 "제 7절 ME 기기 및 ME 시스템에 대한 전자파 방사 요구사항" 및 "제 8절 ME 기기 및 ME 시스템에 대한 전자기 내성 요구사항"에서 의료기기에 대한 전자파 방사 및 전자기 내성 요구사항을 제시한다. 이 중 방사시험은 4항목, 내성시험은 9항목이 있다. 각 시험항목별 참조표준 및 시험항목에 대한 설명은 표 1과 같다. 의료기기 전자파 안전에 국제표준이 최신 개정됨에 따라 "RF 무선통신 근접장 내성" 및 "근접 자기장(PMF)" 시험이 신설되었다.

표 1. 의료기기 전자파 안전 시험 항목 및 참조표준

분류	기준 규격	시험항목	참조 표준 국제 표준	참조 표준 KS 표준	설명
방사 시험 (Emission test)	별표1	방사성 방사(RE)	CISPR 11:2019	KS C 9811	제품에서 자유공간으로 방사되어 다른 제품에 간섭하는 것을 방지하기 위한 시험
		전도성 방사(CE)	CISPR 11:2019	KS C 9811	제품으로부터 전원선을 통해 노이즈가 전도되어 다른 제품에 간섭하는 것을 방지하기 위한 시험
	국내 미적용	고조파 왜곡	IEC 61000-3-2: 2009	KS C 9610-3-2	16A 이하의 입력전류를 갖는 제품의 저주파수 방출 허용 기준
		전압변동 및 플리커	IEC 61000-3-3: 2008	KS C 9610-3-3	전원선에서 제품에 의해 생성된 플리커 허용기준
내성 시험 (Immunity test)	별표2	정전기 방전 내성 (ESD)	IEC 61000-4-2: 2008	KS C 9610-4-2	외부로부터 제품에 정전기가 인가되었을 때, 제품이 정상동작을 하도록 규제하는 시험
		방사성 RF 전자기장 내성 (RS)	IEC 61000-4-3: 2010	KS C 9610-4-3	외부로부터 제품의 외함에 전자파가 인가되었을 때, 제품의 정상동작을 하도록 규제하는 시험

분류	기준 규격	시험항목	참조 표준		설명
			국제 표준	KS 표준	
		전기적 빠른 과도현상/버스트 (EFT/Burst)	IEC 61000-4-4: 2012	KS C 9610-4-4	순간적인 과도전류가 제품에 유입되었을 때, 제품이 정상동작을 하도록 규제하는 시험
		서지 (Surge)	IEC 61000-4-5: 2014	KS C 9610-4-5	낙뢰와 같은 과도전압이 전원이나 신호선에 인가되었을 때, 제품이 정상동작을 하도록 규제하는 시험
		전도성 RF 장해 내성 (CS)	IEC 61000-4-6: 2013	KS C 9610-4-6	전원선이나 신호선을 통해 전자파가 유입되었을 때 제품이 정상동작을 하도록 규제하는 시험
		전원주파수 자기장 (MFS)	IEC 61000-4-8: 2009	KS C 9610-4-8	자계가 제품(디스플레이 제품)에 인가되었을 때, 제품이 정상동작을 하도록 규제하는 시험
		전압강하 및 순시정전 (V_{dip}/$V_{interruptions}$)	IEC 61000-4-11 :2017	KS C 9610-4-11	입력전원의 전압변동이나, 전압강하 또는 순시정전이 되었을 때, 제품이 정상동작을 하도록 규제하는 시험
	Ed4.0 신설	RF 무선통신 근접장 내성	IEC 60601-1-2 표 9	KS C IEC 60601-1-2 표 9	외부 근접 무선통신기기로부터 무선주파수가 인가되었을 때, 제품이 정상동작 하도록 규제하는 시험
	Ed4.1 신설	근접 자기장 (PMF)	IEC 61000-4-39 :2017	-	근거리(몇 cm이내)에서 방출되는 자기장이 인가되었을 때, 제품이 정상동작을 하도록 규제하는 시험

참고: 밑줄은 참조 KS 표준이 구 버전이거나 발행되지 않았음을 의미함

3. 의료기기 전자파 안전 관련 최신 국제표준의 주요국 도입 현황

가. 의료기기 전자파 안전 국제표준 도입 현황

의료기기의 최신 전자파 안전 국제표준 IEC 60601-1-2 Ed 4.1은 2020년 9월에 발행되었다. 주요국인 미국, 유럽, 일본은 이 표준을 도입했으며, 미국과 일본은 각각 3년의 유예기간을 두었다. 미국은 2023년 12월 18일부터, 일본은 2026년 2월 24일부터 해당 표준을 적용한다.

표 2. 의료기기 전자파 안전 최신 국제표준의 해외 도입 현황

국가	발표 (Ed 4.1 기준)	현황
미국	인정표준 등재('20.12.21)	'23.12.18.부터 적용
유럽	유럽 표준화기구(CENELEC) 준수 권고('21) MDD 조화표준 Ed 4.0 등재('16.5.13.)	'19.1.1.부터 Ed 4.0 적용 무선통신 환경과 상호작용/ 영향이 있는 제품은 Ed 4.1 요구
일본	'23.2.27. 산업표준 고시	'26.2.24.부터 적용

나. 체외진단 의료기기 전자파 적합성 국제표준 적용 현황

체외진단 의료기기에 적용하는 국제표준인 "측정, 제어, 실험용 전기장치 — 전자파 적합성(EMC) 요구사항"은, 일반 요구사항(IEC 61326-1:2020 Ed 3.0) 및 개별 요구사항(IEC 61326-2-6:2020 Ed 3.0)으로 구분되며, 두 표준 모두 2020년 10월에 발행되었다. 미국은 IEC 61326-1 및 IEC 61326-2-6 (Ed 3.0) 모두를 2021년 12월 20일부터 적용하고 있으며, 유럽은 의료기기 지침(MDD)에 IEC 61326-2-6 (Ed 1.0)을 2020년 3월 25일에 관보로 게재하였다. 일본은 국제 표준 IEC 61326-1: 2020과 IEC 61326-2-6:2020을 바탕으로, 2022년 8월에 JIS C 61326- 1:2022, 2023년 2월에 JIS C 61326-2-6:2023을 일본 산업 표준(JIS)으로 제정하였다.

4 관련 국제표준

- IEC 60601-1-2:2014, Medical electrical equipment - Part 1-2: General requirements for basic safety and essential performance - Collateral Standard: Electromagnetic disturbances - Requirements and tests
  Amendment 1:2020

- IEC 61326-1:2020, Electrical equipment for measurement, control and laboratory use - EMC requirements - Part 1: General requirements

- IEC 61326-2-6:2020, Electrical equipment for measurement, control and laboratory use - EMC requirements - Part 2-6: Particular requirements - In vitro diagnostic (IVD) medical equipment

- CISPR 11:2015, Industrial, scientific and medical equipment – Radio-frequency disturbance characteristics - Limits and methods of measurement
  Amendment 1:2016
  Amendment 2:2019

II

의료기기 전자파 안전 시험에 적용되는 국제표준

II
의료기기 전자파 안전 시험에 적용되는 국제표준

의료기기 전자파 안전 시험과 관련된 최신 국제표준은 IEC 60601-1-2:2020 Ed 4.1 및 EC 61326-1:2020 Ed 3.0, IEC 61326-2-6 Ed 3.0, CISPR 11:2019 Ed 6.2이 있다. 전기를 사용하는 의료기기는 IEC 60601-1-2:2020 Ed 4.1를 적용할 수 있으며, 이 중 체외진단의료기기는 IEC 61326-1:2020 Ed 3.0, IEC 61326-2-6:2020 Ed 3.0을 적용한다. IEC 61326-1:2020 및 IEC 61326-2-6: 2020는 "측정, 제어, 실험용 전기장치에 대한 전자파 적합성(EMC) 요구사항" 표준으로, IEC 61326-1:2020은 계측과 시험, 제어, 실험실 사용장비에 대한 일반요구사항이고, IEC 61326-2-6:2020은 체외진단의료기기에 대한 전자파 환경의 특수성과 특정 측면을 고려한 개별 요구사항이다. CISPR 11:2019는 전자파 방사 시험방법 표준에 해당하여, 모든 의료기기의 방사 시험에 적용된다. 해당 표준들의 주요 개정 사항을 아래와 같이 요약하였다.

① 의료기기 전자파 방해 공통 시험표준(IEC 60601-1-2:2020) 주요 개정사항
- 무선 RF 근접 시험, 근접 자기장 내성시험 신설
- 전자파 보호 내성(EMS) 기준 강화(정전기, 전도성, 전원주파수 자기장)
- 전기적 빠른 과도현상/버스트 내성시험의 주파수 반복률 강화
- EMC 시험계획서, EMC 위험관리 절차서, EMC 위험관리 계획서, EMC 위험관리 보고서, FMEA 보고서 요구

② 체외진단의료기기의 전자파 안전 기준 및 시험방법 - 일반 및 개별 요구사항 (IEC 61326-1:2020, IEC 61326-2-6:2020) 개정사항

- 측정, 제어, 실험용 전기장치에 대한 전자파 적합성 표준(IEC 61326-1) 주요 개정 사항
  - 방사 내성 시험 주파수 범위 확장: 통신 장비와 기타 전자기기의 사용 증가로 인한 고주파 간섭 가능성을 고려하여 최대 6 GHz까지 확장
  - 과도현상 측정을 위한 버스트 반복주파수 선택: 기존 5 kHz에서 5 kHz 또는 100 kHz를 선택하여 측정할 수 있도록 개정
  - 성능 손실 허용조건 추가: 성능 판정기준 A, B에 한하여, 제품 사용 설명서를 통해 허용 가능한 성능 손실에 대한 정보가 사용자에게 명확히 제공되는 경우, 이를 허용할 수 있음

- 체외진단의료기기의 전자파 적합성 표준(IEC 61326-2-6) 주요 개정사항
  - 사용 환경에 따른 시험 수준 구분: 체외진단의료기기의 사용 환경을 전문 의료 시설과 가정 내 사용으로 구분하여, 각 환경에 맞는 시험 기준 적용
  - 방사 내성 시험 주파수 범위 확장: 통신 장비와 기타 전자기기의 사용 증가로 인한 고주파 간섭 가능성을 고려하여 최대 6 GHz 까지 확장
  - 가정용 의료기기에 대한 RF 통신 장비 내성시험 도입: 가정에서 사용 되는 체외진단의료기기에 대해 무선주파수(RF) 통신 장비로 인한 간섭을 평가하는 내성 시험 도입
  - EMC 시험계획서에 허용 가능한 기본안전 및 필수성능 기술

③ 전자파 방사 시험표준(CISPR 11:2019) 주요 개정사항
- 의료기기의 종과 급을 표시하여 라벨링하거나 설명서에 표기하도록 신설
- 정격전력 75 kVA 이상인 고출력 기기에 대한 시험 기준 신설
- 1종 A급 및 B급기기에 대한 직류전원포트 시험 기준 신설
- 전자파 방사성 방사 시험장(완전 무반사실, FAR) 추가
- 400 MHz 이상의 주파수에서 동작하는 2종 기기의 (1~18) GHz 방사 첨두값 한계 초과 시, 가중치 적용 방식을 선택에 따라 결정

1 의료기기의 전자파 안전 공통 시험적용

ME 기기 및 ME 시스템의 기본 안전 및 필수 성능에 대한 내성시험 수준은 의도한 사용의 위치를 기준으로 전문 보건 의료 시설 환경, 홈 헬스케어 및 특수 환경에 따라 정해야 한다. 적용이 가능한 경우, 제조자가 결정한 대로 위치가 비슷한 환경에 그림 2에 나와 있지 않은 의도한 사용의 위치를 지정할 수 있다.

의도한 사용의 위치를 기준으로 전문 보건 의료 시설 환경, 홈 헬스케어 및 특수 환경에 따라 정해야 한다.

전문 보건의료시설 환경
내과의원, 치과의원, 클리닉, 요양시설, 독립 외래 수술 센터, 독립 분만 센터, 복합 치료 시설, 병원(응급실, 입원실, 중환자실, HF 수술기구 인접지역을 제외한 수술실, MRI를 위한 ME 시스템의 RF 차폐실 외부)

홈헬스케어 환경
식당, 카페, 상점, 시장, 학교, 교회, 도서관, 옥외(거리, 보도, 공원), 거주지(주거지, 주택, 요양원), 차량(자동차, 버스, 열차, 배, 비행기, 헬리콥터), 기차역, 버스 정류장, 공항, 호텔, 호스텔, 펜션, 박물관, 극장

EM 환경

특수 환경
군사 지역(잠수함, 레이더 시설 부근, 무기 통제 시스템 부근), 중공업 지역(발전소, 제철/제지공장, 주조공장, 자동차/용품 제조, 제련/채광 작업장, 석유/가스 정제공장), 고출력 ME 기기(HF 수술기구, 단파 치료기, MRI용 ME 시스템의 RF 차폐실 내부)를 갖춘 치료시설 지역

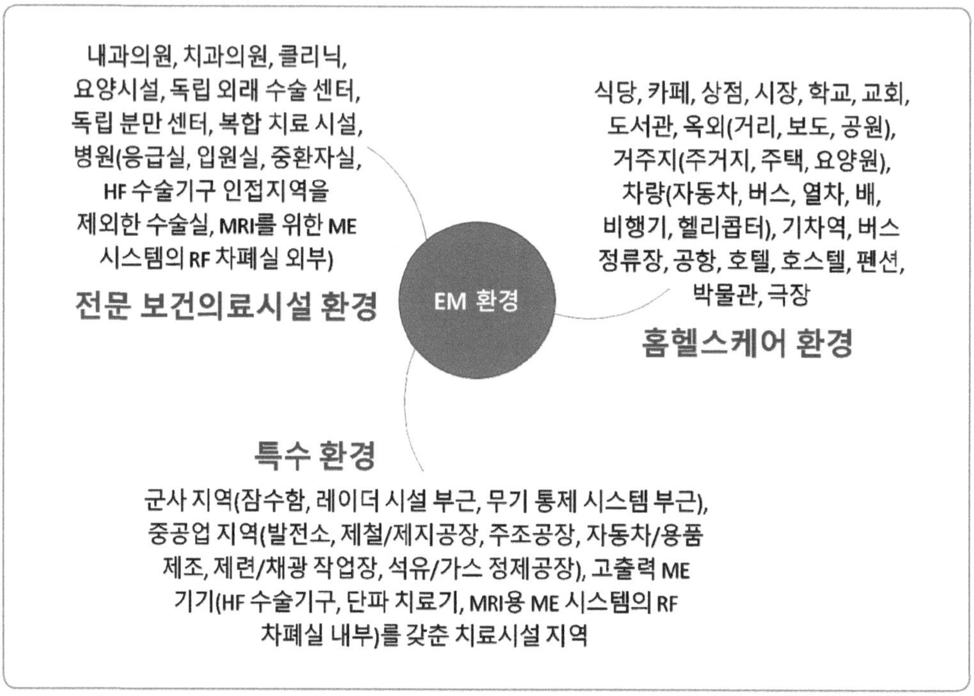

그림 2. 의료기기 사용 환경의 분류(IEC 60601-1-2:2020)

표 3. 의료기기의 의도된 사용 위치에 따른 전자파 환경의 분류 및 예시
(IEC 60601-1-2:2020, IEC 60601-1-11:2020 참조)

(IEC 60601-1-2:2020, IEC 60601-1-11:2020 전자파 환경	병원 환경의 ME 기기 및 ME 시스템에 인접한 곳에서 사용할 수 있는 전자기원의 예	환경 예시
전문 보건 의료 시설 환경 (professional healthcare facility environment)	- HF 수술 기기 - RFID 시스템 - 무선 근거리 통신망(WLAN) - 이동 전화 - 휴대용 모바일 라디오 (예: TETRA, 양방향 라디오) - 호출 시스템	내과의원, 치과의원, 클리닉, 요양시설, 독립 외래 수술 센터, 독립 분만 센터, 복합 치료 시설, 병원(응급실, 입원실, 중환자실, HF 수술기구 인접지역을 제외한 수술실, MRI를 위한 ME 시스템의 RF 차폐실 외부)
홈 헬스케어 환경 (home healthcare environment)	- 소형 전원 주파수 변압기(50 Hz 및 60 Hz). 침대 옆 테이블에 올려 놓는 시계 라디오 등이 있다. - 전원 장해 - 이동 전화(몇 개인 경우가 많다.) - 고정된 라디오 방송국 - TV 전송 기기 - 136 kHz에서 마이크로파 사이에서 작동하는 아마추어 라디오 기기(라디오 아마추어) - 이동식 라디오 송신기(예: 택시, 경찰)	식당, 카페, 상점, 시장, 학교, 교회, 도서관, 옥외(거리, 보도, 공원), 거주지(주거지, 주택, 요양원), 차량(자동차, 버스, 열차, 배, 비행기, 헬리콥터), 기차역, 버스 정류장, 공항, 호텔, 호스텔, 펜션, 박물관, 극장
특수 환경 (special environment)	전문 보건 의료 시설 환경 및 홈 헬스케어에 대하여 규정된 것과 다른 방사 한계, 내성시험 수준 또는 시험방법이 요구되는 전자기 환경	군사 지역(잠수함, 레이더 시설 부근, 무기 통제 시스템 부근), 중공업 지역(발전소, 제철/제지공장, 주조공장, 자동차/용품 제조, 제련/채광 작업장, 석유/가스 정제공장), 고출력 ME 기기(HF 수술기구, 단파 치료기, MRI용 ME 시스템의 RF 차폐실 내부)를 갖춘 치료시설 지역

* ME 기기 또는 ME 시스템이 차량 d.c. 전력에 연결하기 위한 것이라면 적용할 수 있는 차량 EMC 규격을 적용해야 한다.
* 응급 의료 서비스 환경은 전자기적으로 홈 헬스케어 환경과 비슷하므로, 응급 의료 서비스 환경에서 사용하기 위한 ME 기기 및 ME 시스템은 홈 헬스케어 환경의 방사 및 내성 요구사항을 적용한다. 예시로는 앰뷸런스가 있다.

각 내성 시험항목별 상세 시험 기준의 변경 사항을 아래와 같이의 표 4로 비교하였다.

표 4. 의료기기의 전자파 안전 시험항목별 시험기준 비교

내성시험항목	참조 규격	시험 기준 비교	
		IEC 60601-1-2:2007 Ed3.0	최신 국제 규격 IEC 60601-1-2:2014+AMD1:2020 Ed4.1
정전기 방전 내성(ESD)	IEC 61000-4-2	접촉방전; 최대 ± 6 kV 기중방전; 최대 ± 8 kV	접촉방전; 최대 ± 8 kV 기중방전; 최대 ± 15 kV
방사성 RF 전자기장 내성 (RS)	IEC 61000-4-3	인가레벨; 최대 10 V/m 주파수범위; 80 MHz ~ 2.5 GHz	인가레벨; 최대 10 V/m 주파수범위; 80 MHz ~ 2.7 GHz
RF 무선통신 근접장 내성	IEC 61000-4-3	–	인가레벨; 9 V/m – 28 V/m 무선통신주파수; 380 MHz ~ 5.785 GHz
전기적 빠른 과도현상/버스트 (EFT/Burst)	IEC 61000-4-4	반복주파수; 5 kHz	반복주파수; 100 kHz
서지 (Surge)	IEC 61000-4-5	상간; 최대±1 kV 선-접지간; 최대 ±2 kV 위상 0°(또는 180°), 90°, 270°	상간; 최대 ±1 kV 선-접지간, SIP/SOP; 최대 ±2 kV 위상 0°, 90°, 180°, 270°
전도성 RF 장해 내성(CS)	IEC 61000-4-6	인가레벨; 최대 10 V (생명유지: 10 V, 비생명: 3 V) 주파수범위; (0.15~80) MHz	인가레벨; 최대 6 V (ISM, 아마추어 무선대역) 주파수범위; (0.15~80) MHz
전원주파수 자기장 (MFS)	IEC 61000-4-8	3 A/m	30 A/m
전압강하 및 순시정전 (V_{dip})	IEC 61000-4-11	정격전압의 < 5 %, 0.5 주기 정격전압의 40 %, 6 주기 정격전압의 70 %, 30 주기	정격전압의 0 %, 0.5 주기; 위상 0°, 45°, 90°, 135°, 180°, 225°, 270°, 315°
		정격전압의 40 %, 6 주기	정격전압의 0 %, 1주기; 정격전압의 70 %, 30주기; 위상 0°
		정격전압의 < 5 %; 5초 정전	정격전압의 0 %; 300 주기
근접 자기장 (PMF)	IEC 61000-4-39	–	30 kHz 8 A/m CW 134.2 kHz 65 A/m 2.1 kHz pulse 13.56 MHz 7.5 A/m 50 kHz pulse

2 체외진단의료기기의 전자파 안전 시험적용

IEC 61326-1:2020은 측정, 제어, 실험실 사용장비에 대한 전자파 적합성(EMC) 시험의 기본 틀을 제공하는 상위 표준으로, IEC 61326-1:2020에서 정의하는 전자파 환경의 분류(기본/산업/제어된)와 IEC 61326-2-6:2020에서 정의하는 의료기기 사용 환경의 분류(전문보건의료시설/홈헬스케어)는 각기 독립적인 환경의 분류 방식이다. 다만, 적용하는 표준에 따라서 환경의 분류가 각기 다르더라도 시험 기준은 동일할 수 있다. IEC 61326-1:2020과 IEC 61326-2-6 :2020의 시험 기준이 동일한 항목에 대해서는 시험을 한 번만 수행한다.

IEC 61326-1:2020에서 정의하는 전자파 환경의 분류 및 예시는 아래의 표 5로 정리하였다.

표 5. 전자파 환경의 분류 및 예시 (IEC 61326-1:2020)

IEC 61326-1:2020 전자파 환경	용어 참조	정의	예시
기본 전자파 환경 (basic electromagnetic environment)	3.1.1	공공 주전원 네트워크에서 저전압이 직접 공급되는 위치에 존재하는 환경	- 주거용 부동산(예: 주택, 아파트) - 소매점(예: 상점, 슈퍼마켓) - 사업장(예: 사무실, 은행) - 영화관, 공공 바, 댄스홀과 같은 공공 엔터테인먼트 분야 - 옥외 장소, 예를 들어 주유소, 주차장, 오락 및 스포츠 센터 - 작업장, 실험실, 서비스 센터 등 경공업 지역
산업 전자파 환경 (industrial electromagnetic environment)	3.1.7	별도의 전력망이 있는 위치에 존재하는 환경. 대부분의 경우 고압 또는 중간전압 변압기에서 공급되며 다음 조건 중 하나 이상을 갖춘 제조 또는 유사한 공장에 전력을 공급하는 설비 공급 전용이다.	- 무거운 유도성 또는 용량성 부하의 빈번한 전환 - 높은 전류 및 관련 자기장 - 산업, 과학 및 의료(ISM) 기기 (예: 용접 기계) 존재
제어된 전자파 환경 (controlled electromagnetic environment)	3.1.4	기기의 사용자 또는 설치설계의 사용자가 EMC의 위협을 인식하고 제어함으로써 항상 특성화된 환경	이와 같은 환경은 정상적으로 무정전 전원장치(UPS), 필터, 또는 서지 억제기와 같은 장비에 의해 보호를 필요로 하는 기기를 포함한다. (IEC 61326-1 표 3 참조)

IEC 61326-2-6:2020에서 정의하는 전자파 환경의 분류 및 예시는 아래의 표 6 으로 정리하였다.

표 6. 의료기기 사용 환경의 분류 및 예시(IEC 61326-2-6:2020)

환경 분류	전문 보건의료시설 환경 (professional healthcare facility environment)	홈헬스케어 환경 (home healthcare environment)
용어 정의	3.102	3.103
정의	전문적인 의료 관리가 이루어지는 환경	전문 보건의료시설 환경 이외의 환경으로 세기와 발생 확률 측면에서 통제가 더 어렵고 잘 특성화 되지 않을 수 있는 전자파 방해가 있는 훨씬 더 다양한 전자기 환경.
특징	고정된 전자기원과 관련하여 통제된 EM 환경이 있는 것으로 간주한다. 병원(및 대형 클리닉)에서 사용하는 ME 기기 및 ME 시스템은 공공 전원 네트워크에 연결되지 않는다고 가정한다.	홈 헬스케어 환경은 EM 환경이 훨씬 더 다양하다. 전문 보건 의료 시설 환경보다 전자파 방해의 통제와 특성 기술 정도가 낮을 수도 있다.
예시	〈비고 1〉 위치에는 병원, 진단 실험실, 혈액 은행, 헌혈 센터, 진료실, 중환자실, 수술 센터, 응급실, 수술실, 진료소, 병실, 치과 진료소, 제한 치료 시설, 요양원, 숙련된 운영자가 있는 약국과 응급처치실이 있다. 〈비고 2〉 전문 보건의료시설 환경의 대부분의 환경과 위치는 일정한 전자파원과 관련하여 제어된 전자파 환경을 갖는 것으로 간주된다. 그러나 이동 통신 장치는 효율적인 환자 치료를 제공하는 의료 전문가에 의해 널리 사용된다. 이러한 이유로 근접 전자파 방해에 대한 환경을 제어하는 것이 더 어렵다. 체외진단의료기기 근처에서 사용될 수 있는 전자파원의 예는 다음과 같다. - 고주파 수술 장비; - 무선주파수 식별(RFID) 시스템 - 무선 근거리 통신망(WLAN); - 휴대용 이동 무선 장치(예: TETRA, 양방향 무선 장치); - 페이징 시스템; - 기타 무선 장치(소비자 장치 포함). 〈비고 3〉 체외진단의료기기는 공공 전원 네트워크에 직접 연결되어 있지 않다고 가정한다. 〈비고 4〉 체외진단의료기기는 의도한 사용 환경에서 기기의 안전하고 효과적인 성능을 보장하기 위해 적절한 수준의 내성을 가져야 한다. 구급차나 지상 차량이나 항공기에 사용할 수 있는 IVD 의료 장비는 전문 의료 시설 환경보다 더 높은 수준의 내성을 요구할 수 있다.	〈비고 1〉 운송 중이나 배터리 전원으로 작동하는 동안을 제외하고 IVD 의료 장비는 일반적으로 공공 전원 네트워크에 연결된다. 〈비고 2〉 이 환경의 특성은 기본 안전 및 필수성능에 대한 더 높은 내성시험 수준을 정당화한다. 위치에는 집과 상점, 도서관, 사무실, 운송역, 공항 등과 같은 공공장소가 포함된다. 이러한 환경에서 체외진단의료기기 근처에서 사용되거나 체외진단의료기기를 강렬한 전자파 방해에 노출시킬 수 있는 전자파 소스의 예이다: - 소형 주전원 주파수 변압기(50 Hz 및 60 Hz), 예를 들어 침대 옆 테이블의 시계 라디오; - 주전원 방해; - 휴대전화(종종 여러 대); - 고정 라디오 방송국; - TV 송신 장비; - 아마추어 무선 장비; - 이동식 무선 송신기(예: 택시, 경찰).

체외진단의료기기는 오작동이 발생하면 판독이 잘못될 수 있으며, 그 결과 잘못된 치료 결정(오진)으로 이어질 수 있다. 이를 방지하기 위해 IEC 61326-2-6:2020에서는 '6.2 EMC 내성 요구사항의 위험 평가 및 고려사항'에서 'ISO 14971:2019에 따라 위험 관리를 수행'하도록 하며, 시험 종료 후 '6.4 성능 판정기준'에서 ISO 14971:2019을 참조하여 '성능변화에 대한 잔여위험을 평가'하도록 하고 있다. 또한, 표 101, 102, 103보다 덜 엄격한 성능기준을 적용할 시 시험성적서, 사용자 문서, 위험관리에 문서화하도록 하며, 시험을 마친 체외진단의료기기는 기본안전과 필수성능을 유지하여야 하고, 시험계획서에 허용 가능한 기본안전 및 필수성능을 작성하도록 하고 있다.

IEC 61326-1:2020과 IEC 61326-2-6:2020의 주요 내용을 표 7에 요약하였다. 각 표준의 상세 시험 기준은 표 8에 요약하였다.

표 7. IEC 61326-1:2020 Ed 3.0 및 IEC 61326-2-6:2020 Ed 3.0 내용 비교

항목		IEC 61326-1:2020 Ed 3.0	IEC 61326-2-6:2020 Ed 3.0
적용 대상		일반 시험 및 측정 장비, 제어 장비, 실험실 장비	체외진단(IVD) 의료기기
표준 성격		일반 요구사항 (General Requirements)	개별 요구사항 (Particular Requirements)
적용 환경		가정, 상업, 공업 환경 및 실험실	전문보건의료 환경 (병원, 진단 실험실 등) 및 홈헬스케어 환경
요구 사항 수준		일반 수준의 EMC 요구사항	의료환경을 고려하여 IVD 기기에 적합한, 강화된 EMC 요구사항
위험관리 요구		없음	ISO 14971에 따라 위험관리 수행
성능판정 기준	공통	A*: 시험 중/종료 후에도 성능을 유지 B*: 시험 중에는 기기의 성능저하, 시험 종료 후 정상 동작 C*: 시험 중에는 기기의 성능저하, 시험 종료 후 전원 개폐 또는 재시동 등에 의해 정상 복원	
		*시험 항목별 기준은 표 1, 표 2 또는 표 3에 명시	*시험 항목별 기준은 표 101, 표 102 또는 표 103에 명시
	추가	없음	기본 안전 및 필수성능 유지

표 8. 체외진단의료기기의 전자파 안전 기준 및 시험방법 - 일반 요구사항(IEC 61326-1:2020) 및 개별 요구사항(IEC 61326-2-6:2020) 요약 비교

항목		일반 요구사항 (IEC 61326-1:2020)					개별 요구사항 (IEC 61326-2-6:2020)		
		기본 환경		산업전자파 환경		제어된 환경		휴대용		전문보건시설		홈헬스케어환경	
외함 (enclosure)	정전기 방전 (IEC 61000-4-2)	접촉방전: ± 4 kV 기중방전: ± 8 kV	B							접촉방전: ± 4 kV 기중방전: 최대 ± 8 kV	B	접촉방전: ± 6 kV 기중방전: ± 최대 8 kV 기중방전: ± 15 kV	B C C	X	
	방사성 RF 장해 (IEC 61000-4-3)	3 V/m 주파수 범위: 80 MHz~1 GHz, (1.4-6) GHz	A	10 V/m (80 MHz~1 GHz) 3 V/m (1.4-6) GHz	A	1 V/m 주파수 범위: 80 MHz~1 GHz, (1.4-6) GHz	A	3 V/m (80 MHz ~ 1 GHz) 3 V/m (1.4 ~ 2) GHz 1 V/m (2 ~ 6) GHz	A	3 V/m; 80 MHz~6 GHz	A	10 V/m 주파수범위: 80 MHz-1 GHz 3 V/m 주파수범위: (1-6) GHz	A A	9 V/m (710, 745, 780 MHz) 28 V/m (1720, 1845, 1970 MHz) 28 V/m (2450 MHz) 9 V/m (5240, 5500, 5785 MHz) 펄스 변조 217 Hz, 50 % 듀티 사이클 27 V/m (385 MHz) 28 V/m (810, 870, 930 MHz) 펄스 변조 18 Hz, 50 % 듀티 사이클 28 V/m (430 ~ 479 MHz) FM ±5 kHz, 1 kHz sine	B B B A
	전원주파수 자기장 (IEC 61000-4-8)	3 A/m (50 Hz, 60 Hz)	A	30 A/m (50 Hz, 60 Hz)	A	X		3 A/m (50 Hz, 60 Hz)	A	3 A/m (50 Hz, 60 Hz)	A	30 A/m (50 Hz, 60 Hz)	A
	버스트 (IEC 61000-4-4)	± 1 kV	B	± 2 kV	B	± 1 kV	B			인가레벨: ± 1 kV 반복주파수, 5 kHz 또는 100 kHz	B	반복주파수 : 5 kHz 또는 100 kHz	B
	서지 (IEC 61000-4-5)	선-선: ± 0.5 kV 선-접지: ± 1 kV	B	선-선: ± 1 kV 선-접지: ± 2 kV	B	선-선: ± 0.5 kV 선-접지: ± 1 kV	B			선-선: ± 0.5 kV 선-접지: ± 1 kV	B	선-선: ± 최대 1 kV 선-접지: ± 최대 2 kV	B
	전도성 RF 장해 (IEC 61000-4-6)	인가레벨: 3 V 주파수범위: (0.15-80) MHz	A	인가레벨: 3 V 주파수범위: (0.15-80) MHz	A	1 V	A	X		인가레벨: 3 V 주파수범위: (0.15-80) MHz	A	인가레벨: 3 V (0.15 ~ 80) MHz 인가레벨: 6 V 주파수범위: (0.15 ~ 80) MHz 내 ISM/아마추어 무선대역 80% AM at 1 kHz	A
교류전원 (AC power) 60 Hz 기준	전압강하 (IEC 61000-4-11)	정격전압의 0 %, 0.5 주기; 정격전압의 0 %, 1 주기; 정격전압의 70 %, 30주기	B B C	정격전압의 0 %, 1 주기; 정격전압의 40 %, 0.2 초; 정격전압의 70 %, 30주기	B B C	X				정격전압의 0 %, 1 주기; 정격전압의 70 %, 30주기	B B C	정격전압의 0 %, 0.5 주기; 정격전압의 0 %, 1 주기; 정격전압의 70 %, 30주기	B B C
	순시정전 (IEC 61000-4-11)	정격전압의 0 %; 300주기	C	정격전압의 0 %; 300주기	C	X				정격전압의 0 %; 300주기	C	정격전압의 0 %; 300주기	C

항 목		일반 요구사항 (IEC 61326-1:2020)				개별 요구사항 (IEC 61326-2-6:2020)		
		기본 환경	산업전자파 환경	제어된 환경	휴대용	전문보건시설	홈헬스케어환경	
직류전원 (DC power)	버스트 (IEC 61000-4-4)	± 1 kV B 반복주파수 : 5 kHz 또는 100 kHz	± 2 kV B 반복주파수 : 5 kHz 또는 100 kHz	± 1 kV B		인가레벨: ± 1 kV B 반복주파수 : 5 kHz 또는 100 kHz	인가레벨: ± 2 kV 반복주파수: 5 kHz 또는 100 kHz	B
	서지 (IEC 61000-4-5)	선-선: ± 0.5 kV B 선-접지: ± 1 kV	선-선: ± 1 kV B 선-접지: ± 2 kV	X	X	선-선: ± 0.5 kV 선-접지: ± 1 kV B	선-선: ± 최대 1 kV 선-접지: ± 최대 2 kV	B
	전도성 RF 장해 (IEC 61000-4-6)	3 V A 주파수범위: (0.15-80) MHz		1 V A		인가레벨:3 V A 주파수범위: (0.15-80) MHz	인가레벨: 3 V 주파수범위: (0.15 ~ 80) MHz 인가레벨: 6 V 주파수범위: (0.15 ~ 80) MHz 내 ISM/아마추어 무선대역 80% AM at 1 kHz	A
신호단자 (SIP/SOP)	버스트 (IEC 61000-4-4)	기능성 접지 포함 ± 0.5 kV B	기능성 접지 포함 ± 1 kV B	기능성 접지 포함 ± 0.5 kV B		기능성 접지 포함 ± 0.5 kV B	인가레벨: ± 2 kV 반복주파수: 5 kHz 또는 100 kHz	B
		주전원직접 연결 ± 1 kV	주전원직접 연결 ± 2 kV			주전원직접 연결 ± 1 kV		
	서지 (IEC 61000-4-5)	선-접지: ± 1 kV	선-선: ± 1 kV 선-접지: ± 2 kV B	X	X	선-접지: ± 0.5kV ± 1kV B	선-선: ± 최대 1 kV 선-접지: ± 최대 2 kV	B
		선-선: ± 0.5 kV 선-접지: ±1 kV B	주전원직접 연결			주전원직접 연결 선-선: ± 0.5kV 선-접지: ± 1kV		
	전도성 RF 장해 (IEC 61000-4-6)	3 V A 주파수범위: (0.15-80) MHz		1 V A		3 V A 주파수범위: (0.15-80) MHz	3 V (0.15-80) MHz 6 V 80% AM at 1 kHz (0.15-80) MHz, ISM/아마추어 무선통신	A

Ⅱ_의료기기 전자파 안전 시험에 적용되는 국제표준

의료기기 전자파 안전 시험방법 정보자료집

III

전자파 안전 시험적용 표준 및 항목의 결정

Ⅲ 전자파 안전 시험적용 표준 및 항목의 결정

전기 사용 의료기기의 전자파 안전 시험적용 표준 및 시험항목을 결정하기 위하여 아래의 절차에 따른다.

의료기기 기준규격 및 개별기준규격에 별도의 전자파 안전 시험 기준을 제시하는 경우에는 기준규격 및 개별기준규격의 기준을 우선하여 적용한다.

체외진단의료기기 여부에 따라 그림 3와 같이 IEC 60601-1-2:2020 또는 IEC 61326-1:2020 및 IEC 61326-2-6:2020 적용 여부를 결정한다. 일반적인 전기사용 의료기기는 사용환경 및 내부전원 사용 여부에 따라서 방사와 내성시험 항목을 정한다. 의료기기의 사용 환경은 의도된 사용 위치를 기준으로 그림 3에 따라 정한다.

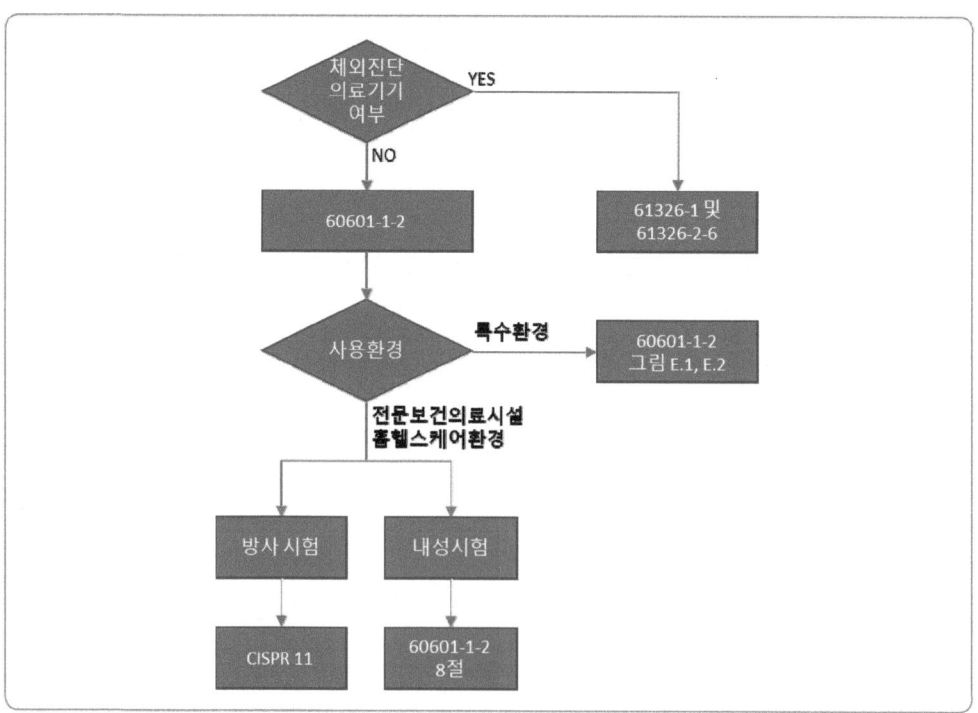

그림 3. 의료기기의 전자파 안전 시험적용 표준 및 시험항목 결정

IEC 60601-1-2:2020을 따르는 의료기기의 내성시험항목은 그림 4에 따라 정한다.

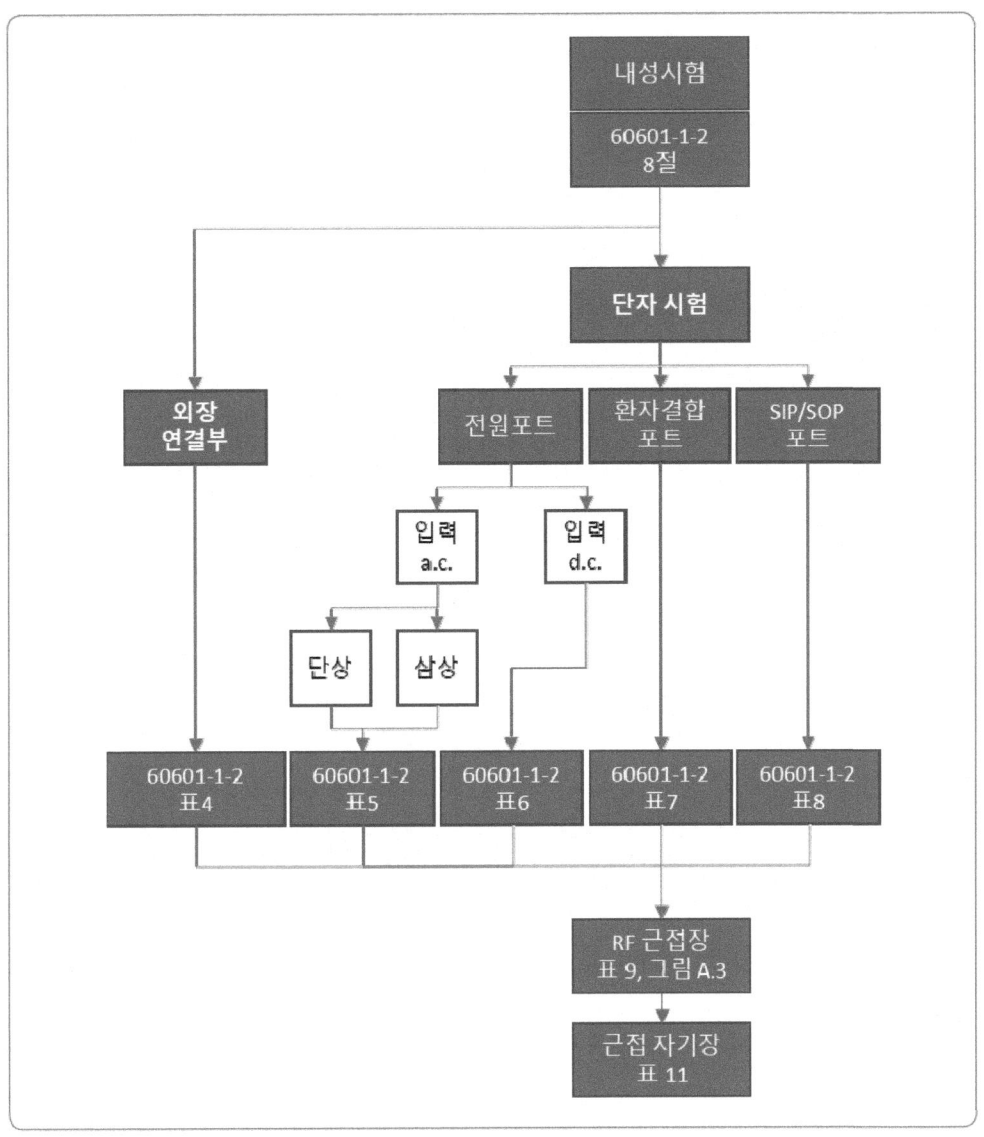

그림 4. 의료기기 전자파 안전 시험 중 내성 시험항목 및 레벨 결정

체외진단의료기기의 전자파 안전 시험 항목 및 시험 레벨은 그림 5에 따라서 정한다.

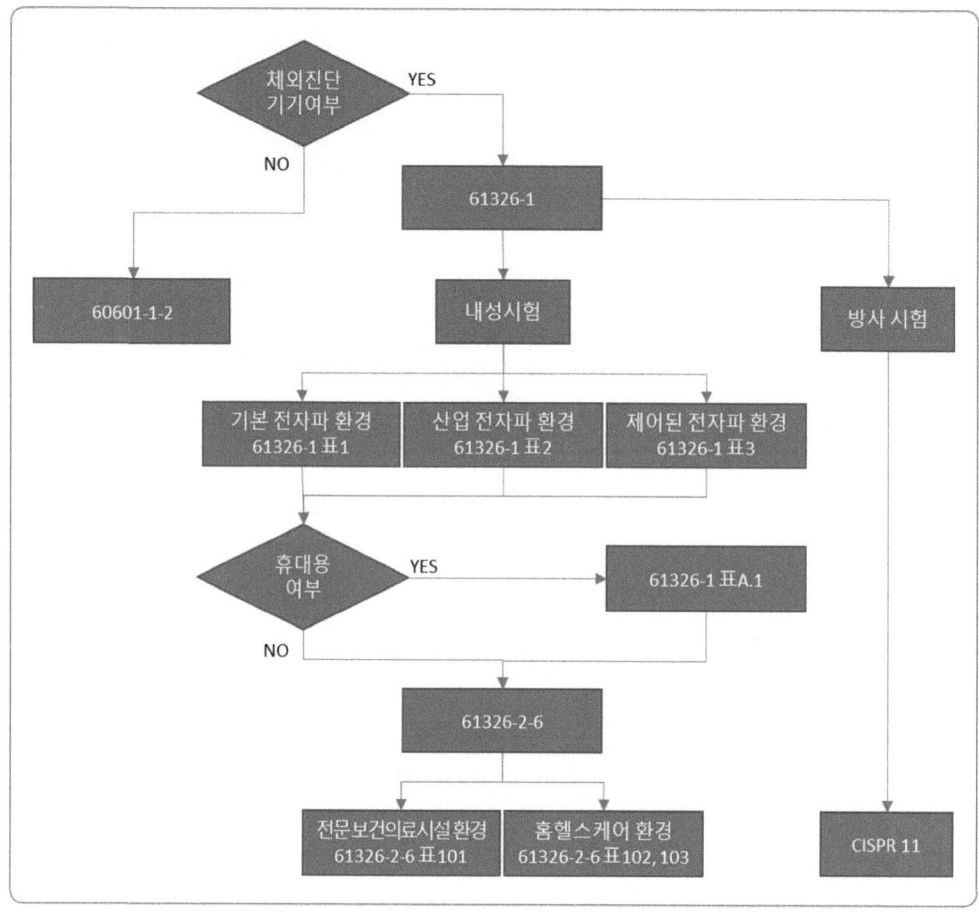

그림 5. 체외진단의료기기의 전자파 안전 시험 항목 및 시험 레벨 결정

모든 전기사용 의료기기의 전자파 방사 시험은 CISPR 11:2019를 따른다. 방사 시험 항목 및 레벨은 그림 6을 참조한다. 의료기기 방사시험 항목을 결정하기 위해서는 의료기기의 종과 급을 분류하여야 하고, 의료기기의 입력 전원의 종류와 탁상형/설치형 구분에 따라서 시험 항목과 기준이 달라진다.

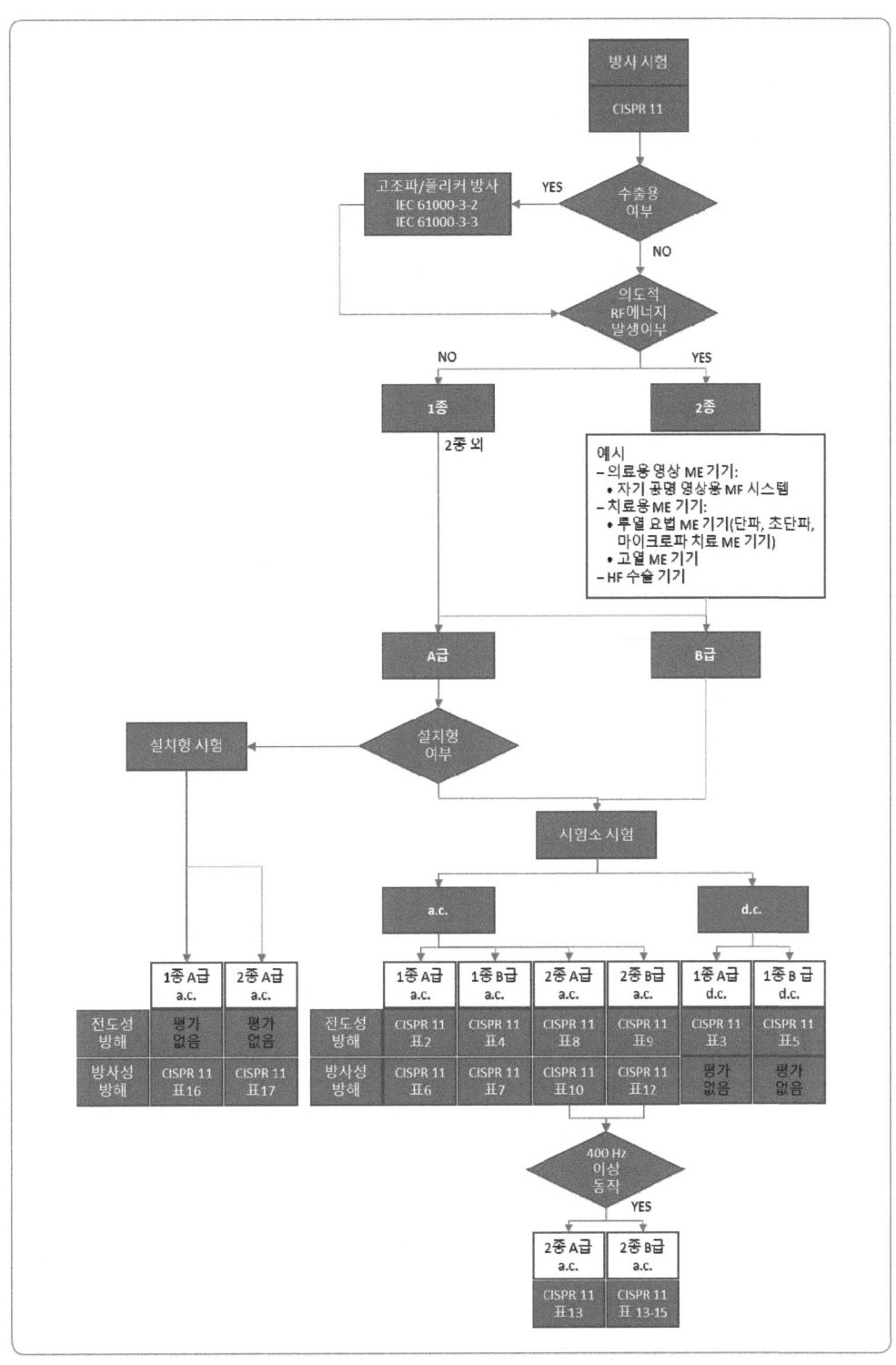

그림 6. 의료기기 전자파 안전 시험 중 방사 시험항목 및 레벨 결정

IV

전자파 안전 시험방법

Ⅳ 전자파 안전 시험방법

1 방사 시험방법 및 시험 기준

가. 방사성 방사(RE)

1. 시험목적

30 MHz ~ 1000 MHz 주파수 대역에서 의료기기로부터 방사되어 방출되는 전자파를 측정한다. 피시험기기(EUT)는 첨두값, 준첨두값 또는 평균 검파기로 측정하여 시험기준을 만족하여야 한다.

2. 시험장비

안테나, 측정 수신기, 시험실

참고사항

□ **안테나**

30 MHz 이하의 주파수 범위에서 안테나는 CISPR 16-1-4에 규정된 것처럼 루프형이 되어야 한다. 안테나는 수직면으로 유지해야 하고 수직축으로 회전할 수 있어야 한다. 루프의 최저점은 접지면으로부터 1 m 이상 떨어져 있어야 한다. 30 MHz ~ 1 GHz의 주파수 범위에서 사용된 안테나는 CISPR 16-1-4에 지정된 것이어야 한다. 기타 안테나는 상대 쌍극자 안테나를 사용하여 구하였을 결과의 2 dB 이내로 결과가 나오는 경우에 사용하여도 무방하다. 30 MHz까지의 한계는 전자파 방사성 방해의 자기장 성분에 관한 것이다. 30 MHz 이상의 한계는 전자파 방사성 방해의 전기장 세기 성분에 관한 것이다.

□ **측정 수신기**

준첨두/평균 검파기를 가진 수신기는 CISPR 16-1-1 요구 조건에 부합해야 한다. 측정수신기는 측정 중인 방해 주파수에서 어떠한 변화도 결과에 영향을 주지 않도록 동작해야한다.

3. 시험환경

무반사실: 충분한 치수의 균일장을 유지하기에 적합한 크기

4. 시험 기준

가) 1종 A급 기기에 대한 전자파 방사성 방해 한계

표 9. 1종 A급 기기에 대한 전자파 방사성 방해 한계

주파수 대역 MHz	OATS 또는 SAC				FAR	
	10 m 측정거리 정격 출력		3 m 측정거리[a,b] 정격 출력		3m 측정거리[b,c] 정격 출력	
	≤ 20 kVA[d]	〉 20 kVA[a,d]	≤ 20 kVA[d]	〉 20 kVA[a,d]	≤ 20 kVA[d]	〉 20 kVA[a,d]
	준첨두값 dB(μV/m)	준첨두값 dB(μV/m)	준첨두값 dB(μV/m)	준첨두값 dB(μV/m)	준첨두값 dB(μV/m)	준첨두값 dB(μV/m)
30~230	40	50	50	60	52 주파수의 대수적 증가에 따라 선형적으로 감소 45	62 주파수의 대수적 증가에 따라 선형적으로 감소 55
230~1000	47	50	57	60	52	55

- OATS 또는 SAC에서 A급 기기는 명목 거리 3 m, 10 m 또는 30 m에서 측정할 수 있다. 30 m에서 측정하는 경우, 측정값을 부합 판단을 위한 지정된 거리로 측정 데이터를 정규화하기 위하여 디케이드 당 20 dB의 반비례계수를 사용하여야 한다.
- 전이 주파수에서는 더 엄격한 한계를 적용해야 한다.
- 30 MHz~230 MHz의 주파수 범위에서는 FAR에서의 측정 한계가 주파수의 대수적 증가에 따라 선형적으로 감소한다.

[a] 이 한계는 정격 출력이 〉 20 kVA인 기기에 적용되고, 기기와 제3자의 민감한 무선통신 사이에 30 m 이상의 거리가 있는 곳에서 사용하기 위한 것이다. 제조자는 이 기기가 제3자의 민감한 무선 서비스와 30 m 이상의 분리거리가 있는 곳에서 사용하기 위한 것이라는 것을 기술 문서에 표시하여야 한다. 이 조건이 충족되지 않으면, ≤ 20 kVA에 대한 한계가 적용된다.
[b] 3 m의 분리거리는 3.17에서 정의한 크기 기준을 충족하는 소형 기기에만 적용된다.
[c] 테이블용 기기는 FAR의 검증된 시험 체적에 적합하여야 한다.
[d] 적절한 한계의 선택은 제조자가 언급한 정격 a.c. 전력에 기초하여야 한다.

나) 1종 B급 기기에 대한 전자파 방사성 방해 한계

표 10. 1종 B급 기기에 대한 전자파 방사성 방해 한계

주파수 대역 MHz	OATS 또는 SAC		FAR
	10 m 측정 거리	3 m 측정 거리[a]	3 m 측정거리[a,b]
	준첨두값 dB(μV/m)	준첨두값 dB(μV/m)	준첨두값 dB(μV/m)
30~230	30	40	42 주파수의 대수적 증가에 따라 선형적으로 감소 35
230~1 000	37	47	42

- OATS 또는 SAC에서 B급 기기는 공칭 거리 3 m 또는 10 m에서 측정할 수 있다.
- 전이 주파수에서, 더 엄격한 한계를 적용한다.

[a] 3 m의 분리거리는 3.17에서 정의한 크기 기준을 충족하는 소형기기에만 적용된다.
[b] 테이블용 기기는 FAR의 검증된 시험 체적에 적합하여야 한다.

다) 2종 A급 기기에 대한 전자파 방사성 방해 한계

표 11. 2종 A급 기기에 대한 전자파 방사성 방해 한계

주파수 범위 MHz	OATS 또는 SAC 측정거리 D (m)에 따른 한계						FAR
	D = 30 m		D = 10 m		D = 3 m[a]		D = 3 m[a,b]
	전기장 준첨두값 dB(μV/m)	자기장 준첨두값 dB(μA/m)	전기장 준첨두값 dB(μV/m)	자기장 준첨두값 dB(μA/m)	전기장 준첨두값 dB(μV/m)	자기장 준첨두값 dB(μA/m)	전기장 준첨두값 dB(μV/m)
0.15~0.49	–	33.5	–	57.5	–	82	–
0.49~1.705	–	23.5	–	47.5	–	72	–
1.705~2.194	–	28.5	–	52.5	–	77	–
2.194~3.95	–	23.5	–	43.5	–	68	–
3.95~11	–	8.5	–	18.5	–	68 주파수의 대수적 증가에 따라 선형적으로 감소 28.5	–
11~20	–	8.5	–	18.5	–	28.5	–
20~30	–	-1.5	–	8.5	–	18.5	–
30~47	58	–	68	–	78	–	80~78
47~53.91	40	–	50	–	60	–	60
53.91~54.56	40	–	50	–	60	–	60
54.56~68	40	–	50	–	60	–	60~59
68~80.872	53	–	63	–	73	–	72
80.872~81.848	68	–	78	–	88	–	87
81.848~87	53	–	63	–	73	–	72~71
87~134.786	50	–	60	–	70	–	68~67
134.786~136.414	60	–	70	–	80	–	77
136.414~156	50	–	60	–	70	–	67~66
156~174	64	–	74	–	84	–	80
174~188.7	40	–	50	–	60	–	56
188.7~190.979	50	–	60	–	70	–	66
190.979~230	40	–	50	–	60	–	56~55
230~400	50	–	60	–	70	–	65
400~470	53	–	63	–	73	–	68
470~1 000	50	–	60	–	70	–	65

- OATS 또는 SAC에서 A급 기기는 명목 거리 3 m, 10 m 또는 30 m에서 측정할 수 있다. 10 m 미만의 측정거리는 3.17에 주어진 정의에 부합하는 기기에 대하여만 허용된다.
- 전이 주파수에서는 더 엄격한 한계가 적용된다. 일부 주파수 범위에 있어서 FAR에서의 측정 한계는 주파수의 대수적 증가에 따라 선형적으로 감소한다.

[a] 30 MHz~1 GHz의 주파수 범위에서 3 m의 분리거리는 3.17에서 정의한 크기 기준을 충족하는 소형 기기에만 적용된다.
[b] 테이블용 기기는 FAR의 검증된 시험 체적에 적합하여야 한다. 30 MHz 미만의 범위에서 2종 기기는 OATS 또는 SAC에서 측정하여야 한다 (이 표에서 해당 자기장 열의 한계 참조).

라) 2종 B급 기기에 대한 전자파 방사성 방해 한계

표 12. 2종 B급 기기에 대한 전자파 방사성 방해 한계

주파수 범위 MHz	OATS 또는 SAC					FAR	
	측정거리 한계 D, m						
	D = 10 m		D = 3 m[b]		D = 3 m[a]	D = 3 m[c]	
	전기장		전기장		자기장	전기장	
	준첨두값 dB(μV/m)	평균값[a] dB(μV/m)	준첨두값 dB(μV/m)	평균값[b] dB(μV/m)	준첨두값 dB(μA/m)	준첨두값 dB(μV/m)	평균값[a] dB(μV/m)
0.15 ~ 30	-	-	-	-	39 주파수의 대수적 증가에 따라 선형적으로 감소 3	-	-
30 ~ 80.872	30	25	40	35	-	42 ~ 39	37 ~ 34
80.872 ~ 81.848	50	45	60	55	-	59	54
81.848 ~ 134.786	30	25	40	35	-	39~37	34 ~ 32
134.786 ~ 136.414	50	45	60	55	-	57	52
136.414 ~ 230	30	25	40	35	-	37 ~ 35	32 ~ 30
230 ~ 1000	37	32	47	42	-	42	37

- OATS 또는 SAC에서 B급 기기는 명목 거리 3 m 또는 10 m에서 측정할 수 있다.
- 전이 주파수에서는 더 엄격한 한계가 적용된다. 일부 주파수 범위에 있어서 FAR에서의 측정 한계는 주파수의 대수적 증가에 따라 선형적으로 감소한다.

[a] 평균값 한계는 마그네트론 구동기기에만 적용한다. 만약 마그네트론 구동기기가 특정 주파수에서 준첨두값을 초과하면, 평균값 검파기로 해당 주파수에서 측정을 반복하여야 하며, 이 표에 규정된 평균 한계를 적용한다.
[b] 30 MHz~1 GHz의 주파수 범위에서, 3 m의 분리거리는 3.17에서 정의한 크기 기준을 충족하는 소형 기기에만 적용된다.
[c] 테이블용 기기는 FAR의 검증된 시험 체적에 적합하여야 한다. 30 MHz 미만의 범위에서 2종 기기는 OATS 또는 SAC에서 측정하여야 한다(이 표에서 해당 자기장 열의 한계 참조).

마) 400 MHz 이상의 주파수에서 동작하는 2종 기기의 전자파 방사성 방해 첨두값 한계

표 13. 400 MHz 이상의 주파수에서 동작하는 2종 기기의 전자파 방사성 방해 첨두값 한계

주파수 범위 GHz	3 m 측정거리의 한계 첨두값 dB(μV/m)	
1 ~ 18	A 급	B 급
고조파 주파수 대역 이내	82[a]	70
고조파 주파수 대역 이외	70	70

- 첨두값은 1 MHz의 분해 대역폭과 1 MHz 이상의 비디오 신호 대역폭(VBW)으로 측정한다. 권장 VBW는 3 MHz이다.
  〈비고〉 "고조파 주파수 대역"은 1 GHz 이상에 할당된 ISM 주파수의 정수배를 의미한다.

[a] 고조파 주파수 대역의 상위와 하위의 경계 주파수에서는 엄격한 한계인 70 dB(μV/m)을 적용한다.

바) 400 MHz 이상의 주파수에서 동작되는 2종 B급 기기의 전자파 방사성 방해 가중치 한계

표 14. 400 MHz 이상의 주파수에서 동작되는 2종 B급 기기의 전자파 방사성 방해 가중치 한계

주파수 범위 GHz	3 m 측정거리의 한계 가중치 dB(μV/m)
1 ~ 2.4	60
2.5 ~ 5.725	60
5.875 ~ 18	60

- 가중치는 1 MHz의 분해 대역폭과 10 Hz 비디오 신호 대역폭으로 측정한다.
- 이 표의 한계치에 대한 적합성을 확인하기 위해 가중치 측정은 표 13(CISPR 11의 표 13)의 한계를 초과한 다음의 모든 주파수 범위에서 수행되어야 한다.
  a) 1,0 GHz~2,4 GHz [a];
  b) 2,5 GHz~6,125 GHz (5,72 - 5,88 GHz 대역 외)[a];
  c) 6,125 GHz~8,575 GHz;
  d) 8,575 GHz~11,025 GHz;
  e) 11,025 GHz~13,475 GHz [b];
  f) 13,475 GHz~15,925 GHz;
  g) 15,925 GHz~18,0 GHz [a];
- 표 13(CISPR 11의 표 13)의 한계를 초과한 하위 범위에서, 각 하위 범위에서 가장 높은 방해 수준의 주파수로 조정된 중심 주파수를 중심으로 20 MHz의 범위로 가중치 측정을 수행해야 한다.

[a] 1 GHz, 2,4 GHz, 2,5 GHz, 5,72 GHz, 5,88 GHz 또는 18 GHz 주파수 경계에서 피크 측정 중 가장 높은 방사 주파수가 10 MHz에 가까운 경우, 가중 측정에 대해서는 20 MHz를 유지해야 하지만 이 경우 중심주파수는 주파수 경계가 초과되지 않도록 조정되어야 한다.
[b] 어떤 경우든 최종 가중 측정은 위성 다운링크의 주파수 범위 11,7 GHz~12,7 GHz에서 표 13(CISPR 11의 표 13)의 한계를 초과하는 최고 방사 주파수에서 수행되어야 한다.
이 하위 범위의 가장 높은 방해 수준이 위성 다운링크 범위를 벗어나면 이 하위 범위에서 두 가지 최종 측정을 수행해야 한다.
〈비고〉 스펙트럼 분석기의 사용에 대한 자세한 안내는 부속서 B를 참조한다.

사) 400 MHz 이상의 주파수에서 동작되는 2종 B급 기기의 10-1에 대응하는 전자파 방사성 방해 APD 수준 한계

표 15. 400 MHz 이상의 주파수에서 동작되는 2종 B급 기기의 10-1에 대응하는 전자파 방사성 방해 APD 수준 한계

주파수 범위 GHz	3 m 측정거리에서 10^{-1}에 대응하는 APD 수준 한계 dB(μV/m)
1 ~ 2.4	70
2.5 ~ 5.725	70
5.875 ~ 18	70

- 이 표의 한계에 대한 적합성을 확인하기 위해 APD 측정은 피크 측정 중에 표 13(CISPR 11의 표 13)의 한계를 초과한 다음의 모든 주파수 하위 범위에서 수행되어야 한다.
  a) 1,0 GHz~2,4 GHz [a];
  b) 2,5 GHz~6,125 GHz (5,72 – 5,88 GHz 대역 외) [a];
  c) 6,125 GHz~8,575 GHz;
  d) 8,575 GHz~11,025 GHz;
  e) 11,025 GHz~13,475 GHz [b];
  f) 13,475 GHz~15,925 GHz;
  g) 15,925 GHz~18,0 GHz [a];

- 최종 APD 측정은 9.4.4.2.3의 5개 주파수에서 수행되어야 한다.

[a] 1 GHz, 2.4 GHz, 2.5 GHz, 5.72 GHz, 5.88 GHz 또는 18 GHz 주파수 경계에서 피크 측정 중 가장 높은 방사 주파수가 10 MHz에 가까운 경우, 최종 APD 측정 한계가 정의된 대역 밖의 주파수에서는 생략된다.
[b] 어떤 경우든 최종 ADP 측정은 위성 다운링크의 주파수 범위 11,7 GHz ~ 12,7 GHz에서 표 13(CISPR 11의 표 13)의 제한을 초과하는 최고 방사 주파수에서 수행되어야 한다.
이 하위 범위의 가장 높은 방해 수준이 위성 다운링크 범위를 벗어나면 이 하위 범위에서 두 가지 최종 측정을 수행해야 한다.
⟨비고⟩ 10^{-1}에 대응하는 APD 레벨은 관찰 시간 동안 10 %의 확률로 방해의 진폭이 규정 레벨을 초과한다는 것을 의미한다.

아) 설치 장소에서 측정하는 1종 A급 기기 전자파 방사성 방해 한계

표 16. 설치 장소에서 측정하는 1종 A급 기기 전자파 방사성 방해 한계

주파수 대역 MHz	기기가 설치된 건물의 외벽 표면에서 30 m 측정 거리의 한계	
	전기장 준첨두값 dB(μV/m)	자기장 준첨두값[a] dB(μA/m)
0.15 ~ 0.49	-	13.5
0.49 ~ 3.95	-	3.5
3.95 ~ 20	-	- 11.5
20 ~ 30	-	- 21.5
30 ~ 230	30	-
230 ~ 1,000	37	-

- 경계 주파수에서, 더 엄격한 한계를 적용한다.
- 만일 현장의 조건이 30 m의 거리에서 측정할 수 없다면, 더 먼 거리에서 측정할 수 있다.
  이 경우, 적합성 검토를 위해 규정된 거리에 대해 측정 데이터를 정규화하기 위하여 20 dB/decade의 역비례인자를 사용해야 한다.

[a] 20 kVA 정격 전력을 초과하는 1종 A급 기기가 설치됨으로써 동작 주파수와 150 kHz~30 MHz 범위에서 동작 주파수의 고조파가 발생하여 방사성 방해가 발생되기 때문에, 이 한계를 30 MHz~1 GHz 주파수 범위의 한계에 추가적으로 적용한다. 주변 잡음 레벨이 한계를 초과하는 경우, EUT의 방사 레벨은 잡음 레벨(noise floor)보다 3 dB 이상 증가하면 안 된다.

자) 설치 장소에서 측정하는 2종 A급 기기 전자파 방사성 방해 한계

표 17. 설치 장소에서 측정하는 2종 A급 기기 전자파 방사성 방해 한계

주파수 대역 MHz	건물 외벽으로부터 측정 거리 D(m)의 한계	
	전기장 준첨두값 dB(μV/m)	자기장 준첨두값 dB(μA/m)
0.15~0.49		23.5
0.49~1.705		13.5
1.705~2.194		18.5
2.194~3.95		13.5
3.95~20		− 1.5
20~30		− 11.5
30~47	48	
47~53.91	30	
53.91~54.56	30	
54.56~68	30	
68~80.872	43	
80.872~81.848	58	
81.848~87	43	
87~134.786	40	
134.786~136.414	50	
136.414~156	40	
156~174	54	
174~188.7	30	
188.7~190.979	40	
190.979~230	30	
230~400	40	
400~470	43	
470~1,000	40	

경계 주파수에서, 더 엄격한 한계를 적용한다.

참고사항

□ **전자파 방사 시험장의 종류**

본 참고사항에서는 CISPR 11에서 제시한 전자파 방사 시험장의 종류를 소개한다. CISPR 11 Ed 6.2에서는 이전에 "시험장(test site)"으로 표현하였던 사항을 "야외시험장(OATS) 및 반무반사실(SAC)"로 세분화하여 특정하였고, 전자파 방사 시험장에 "완전 무반사실(FAR)"을 추가하였다.

- 완전 무반사실(fully-anechoic room) FAR
  대상 주파수 범위의 전자기 에너지를 흡수하는 라디오 주파수 에너지 흡수제(즉, RF 전파 흡수체)가 내부 표면에 처리된 차폐실

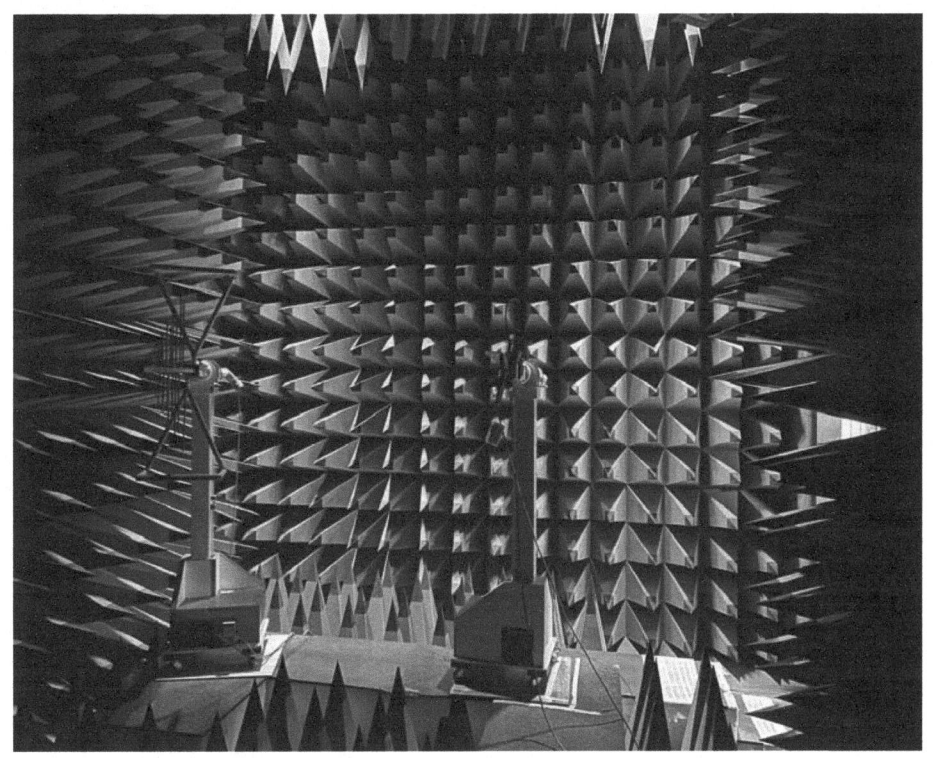

- 야외 시험장(open-area test site) OATS
제품의 전파 방사 시험에 사용되는 특정 주파수 범위에 대한 반자유공간 환경을 시뮬레이션 하는 용도를 가진, 전자기장 측정에 사용되는 시설
〈비고〉 OATS는 전형적으로 개방지의 야외에 위치하며 전기 전도성 접지면을 가진다.

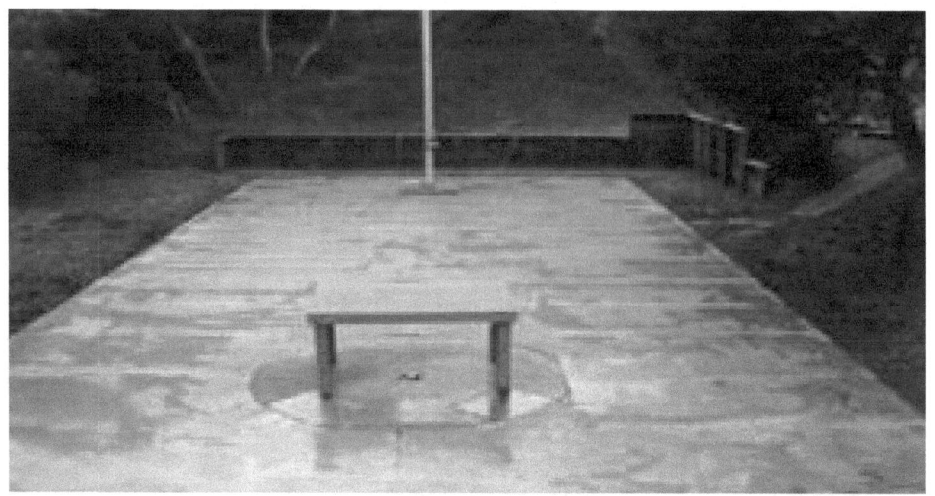

- 반무반사실(semi-anechoic chamber) SAC
대상 주파수 범위의 전자기 에너지를 흡수하는 무선주파수 에너지를 흡수 재료(즉, RF 흡수체)로 6면의 내부 표면 가운데 5면에 처리되고 바닥의 수평면은 OATS 시험 설정에 사용될 전도성 접지면인 차폐실

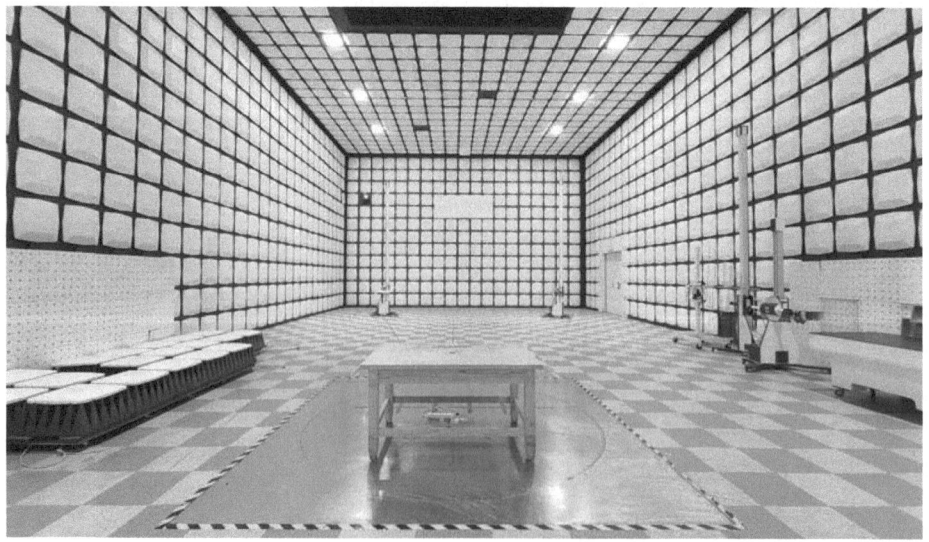

5. 시험방법

① OATS 또는 SAC에서의 측정을 위하여 안테나의 중앙은 각 시험 주파수에 대한 최대 표시를 위하여 1 m에서 4 m 사이를 변동시킨다. 지상에 가장 가까운 안테나 지점은 0.2 m 이상이어야 한다. 측정은 안테나 방향을 수평으로 하였다가 다시 수직으로 하여 시행하여야 한다

② FAR에서의 측정을 위하여 안테나 높이는 검증된 시험 체적의 기하학적 중간 높이에 고정된다. 측정은 안테나 방향을 수평으로 하였다가 다시 수직으로 하여 시행하여야 한다.

③ 현장 측정은 안테나의 중앙이 지상에서 (2.0 ± 0.2) m 높이에 고정되어야 한다.

④ 피시험기기(EUT)의 일반적인 사용과 일치하도록 방해 수준은 기기의 구성을 바꾸면서 최대로 만들어야 한다. 테이블용 피시험기기(EUT)로부터의 방사성 방해 측정을 위한 일반적인 설정의 예가 그림 7에 있다. 측정 배열은 정상적인 설치 관습의 일반적인 형태이어야 하고, 턴테이블의 수직 축에 중심을 두어야 한다.

⑤ 피시험기기(EUT)를 360° 회전시키고, 안테나 높이를 1 m ~ 4 m 높이로 가변하며, 측정 수신기를 이용하여 수평 및 수직편파 각각의 최대 방사점을 찾는다.

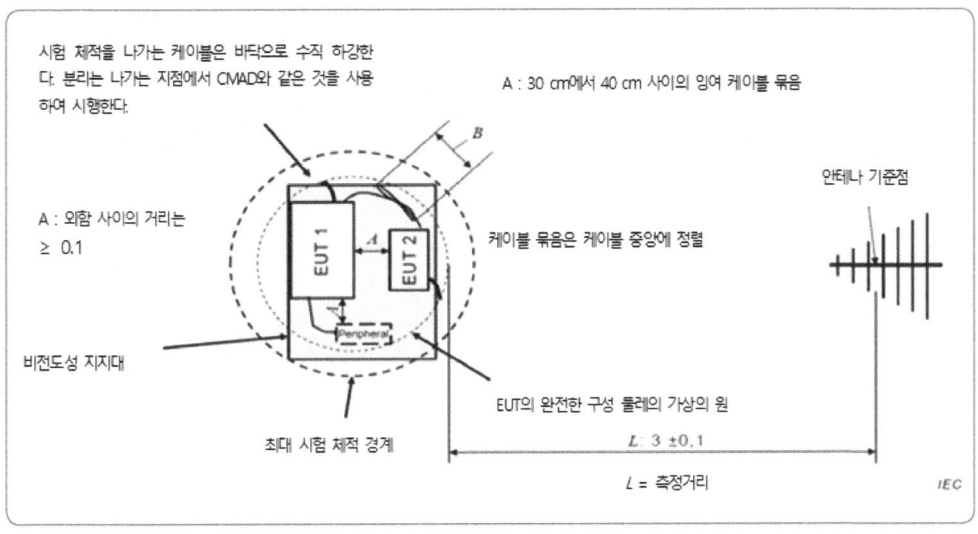

그림 7. 방사성 방사(RE) 시험을 위한 배치도(평면도)

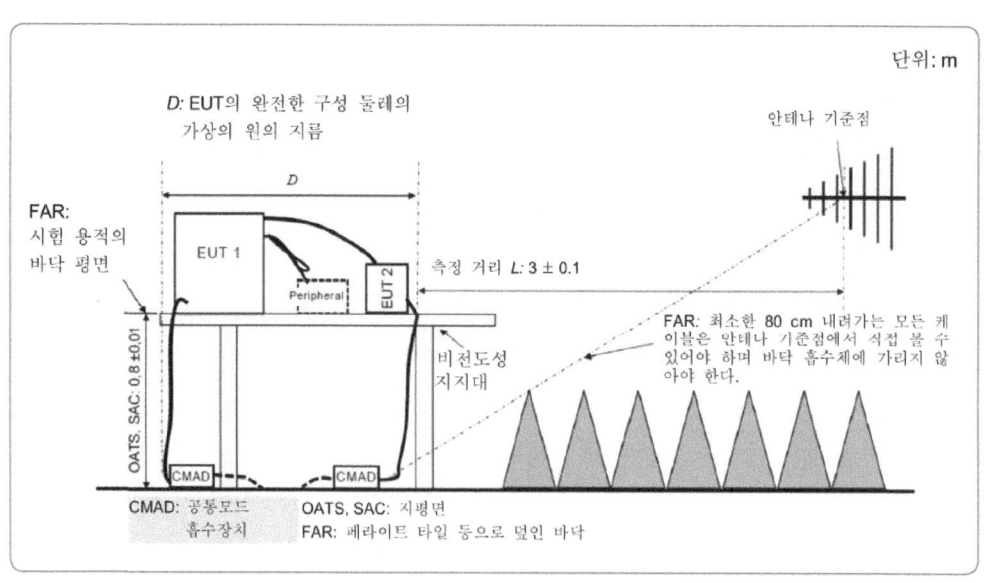

그림 8. 방사성 방사(RE) 시험을 위한 배치도(측면도)

시험 준비 사진

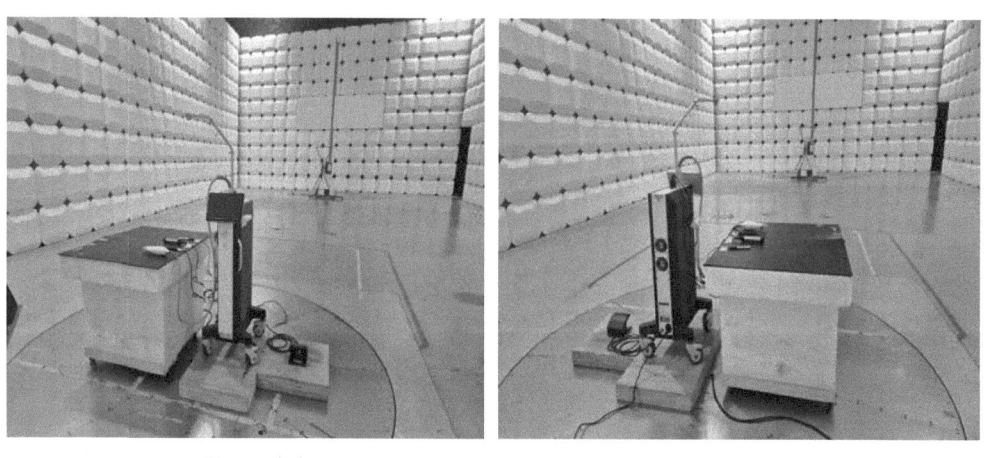

시험 배치(앞)　　　　　　시험 배치(뒤)

시험결과(예시)

시험자	NIFDS
시험 일자	2024-00-00
시험 장소	반무반사실(SAC), 측정거리 : 10 m
표준 및 시험 방법	CISPR 11:2015+A1:2016+A2:2019
적용 한계값 등급	1종 A급
시험 구성	바닥 거치형 기기
부가 정보	N/A

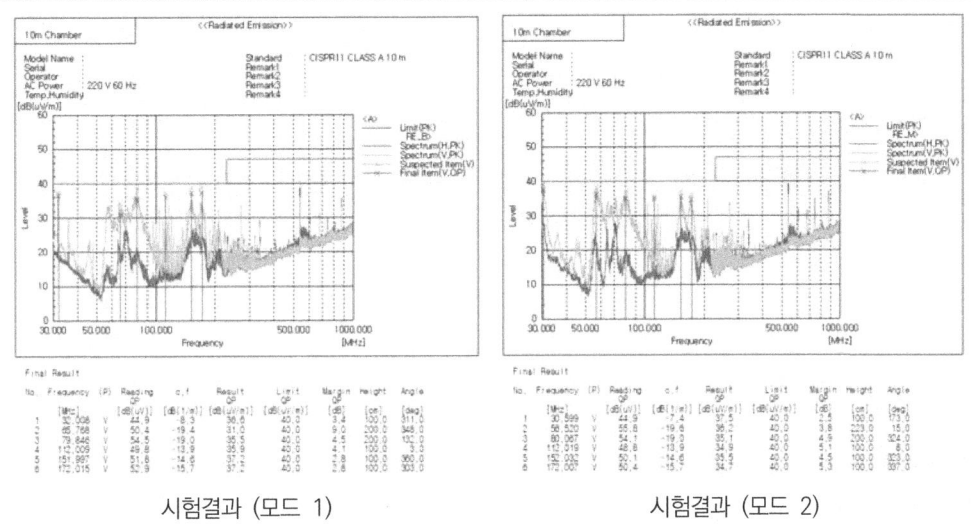

시험결과 (모드 1)   시험결과 (모드 2)

* 시험 결과(예시) 양식은 국제전기기술위원회(IEC) 전기기술 장비 및 부품 적합성 평가 체계(IECEE)에서 발행한 TEST REPORT FORM(TRF)를 기반으로, 내용을 재구성하여 작성하였습니다.

나. 전도성 방사(CE)

1. 시험목적

150 kHz – 30 MHz 대역에서 의료기기의 전원선/통신선으로부터 전도되는 전자파를 측정한다. 피시험기기(EUT)는 준첨두값, 평균값을 측정하여 시험기준을 만족하여야 한다.

2. 시험장비

의사 전원 회로망(AMN), 전압 프로브, 전류 프로브, 측정 수신기

> **참고사항**
>
> □ **의사 전원 회로망(AMN)**
>
> 의사 전원 회로망 방해전압을 측정 수신기에 결합하는데 필요한 장비이다. EUT 포트에서 정의된 무선 주파수 임피던스를 제공하고, 공급 전원에서 발생하는 원치 않는 무선 주파수 신호로부터 시험회로를 분리한다.
>
> □ **전압 프로브**
>
> 의사 전원 회로망이 사용될 수 없을 때 사용한다. 프로브는 각 선로와 사용된 기준 접지면(금속판, 금속 튜브) 사이에 연속적으로 접속된다. 프로브는 주로 디커플링 커패시터와 선로와 접지 사이에 전체 저항이 최소한 1500 Ω 이상인 저항으로 구성한다. 유해한 전류를 대비하여 측정 수신기를 보호하기 위해 사용될 수 있는 커패시터나 다른 기기의 측정에 대한 정확성 효과는 1 dB 이하가 되어야 하며 교정이 허용된다.

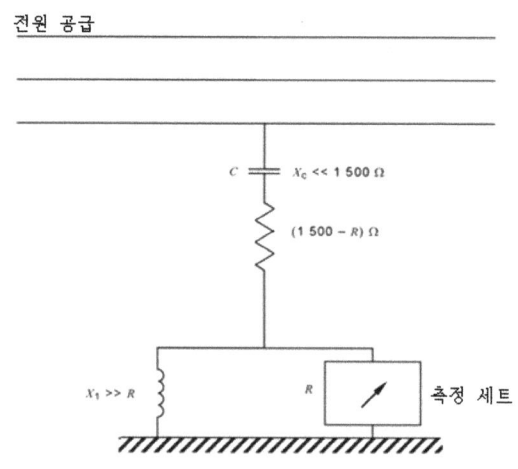

그림 9. 전원 공급에서 방해 전압 측정을 위한 회로

□ 전류 프로브

케이블의 비대칭 방해 전류는 특별히 만들어진 클램프 온 전류 변압기를 사용하여 소스 도체와 직접 전도성 접촉을 하지 않고 (회로 수정이 없이) 측정 가능하다. 복잡한 배선 시스템, 전자 회로 등을 정상적인 작동이나 구성을 방해하지 않고 측정할 수 있다. 30 Hz ~ 1 000 MHz의 주파수 범위에서 측정하도록 구성이 가능하지만 주요 측정범위는 30 Hz ~ 100 MHz이다.

□ 측정 수신기

준첨두/평균 검파기를 가진 수신기는 CISPR 16-1-1 요구조건에 부합해야한다. 측정수신기는 측정 중인 방해 주파수에서 어떠한 변화도 결과에 영향을 주지 않도록 동작해야한다.

3. 시험환경

가) 표준화된 시험장(형식시험)

시험장에서는 주변 잡음이 피시험기기에서 방출된 값과 구별되어야한다. 주변 잡음 레벨은 규정 한계보다 적어도 20 dB 더 낮은 것이 좋다. 현장 시험에서 주변 잡음 레벨은 규정 한계보다 적어도 6 dB 더 낮아야 할 것이다.

전도성 RF 방해에 대한 측정을 실행할 때, 지역 무선 전송은 임의의 주파수에서 주변 잡음을 증가시킬 수 있다. 적당한 전자파 필터를 의사 회로망(V-AMN 및/또는 DC-AN)과 해당 시험장 교류 전원 공급단 또는 직류 전원 사이에 삽입하거나, 전자파 차폐실에서 측정할 수 있다. 전자파 필터의 구성 회로는 측정 시스템의 기준 접지에 직접 접속된 금속 차폐물로 둘러싸야 한다. 의사 회로망의 임피던스 요구사항은 전자파 필터를 접속했을 때 측정 주파수에서 만족해야 한다.

나) 설치 장소(현장)

기술적 이유로 표준 시험장에서의 방해 측정을 할 수 없다면 접합성을 평가할 때 현장 측정을 실시할 수도 있다. 이러한 기술적 이유로는 피시험기기의 크기 및 무게 과다, 기반시설에 연결하는 것이 표준 시험장에서의 측정에 비해 너무 비싼 경우 등이 있다. 현장 측정 결과는 시험장마다 다르거나 표준 시험장에서 얻은 결과와 다를 수 있으므로 주의하여야 한다.

방해 전압 측정은, 리액턴스 성분이 없는 pick-up 장치 (높은 저항의 전압 프로브)를 사용하여 기존의 전도성 조건하에서 수행해야한다. 전도성 조건과 측정 결과는 다음 사항들에 의해 영향을 받는다.

- 측정 중에 사용된 기준 접지. 전도성 접지면이나 AN은 영구적으로 고정된 시설이지 않는 한, 사용자 시설에서의 시험을 위해 설치해서는 안 된다.
- 주전원 전도에 대한 RF 특성 및 부하 조건
- 주변 RF 환경
- pick-up 장치의 입력 임피던스
- 피시험기기(EUT) 또는 주변에서 발생하는 자기장

4. 시험 기준

가) 1종 A급 기기에 대한 방해 전압 한계(교류 전원 포트)

표 18. 1종 A급 기기에 대한 방해 전압 한계(교류 전원 포트)

주파수 범위 MHz	정격 전력 ≤ 20 kVA[c]		정격 전력 > 20 kVA, ≤75 kVA[a,c]		고출력 전자 시스템 및 기기 정격 전력 > 75 kVA[b,c]	
	준첨두값 dB(μV)	평균값 dB(μV)	준첨두값 dB(μV)	평균값 dB(μV)	준첨두값 dB(μV)	평균값 dB(μV)
0.15~0.50	79	66	100	90	130	120
0.50~5	73	60	86	76	125	115
5~30	73	60	90 주파수의 대수적 증가에 따라 선형적으로 감소 73	80 주파수의 대수적 증가에 따라 선형적으로 감소 60	115	105

- 경계 주파수에서, 더 엄격한 한계를 적용한다.
- 분리된 중성선 또는 높은 임피던스로 접지된 산업용 배전 시스템에 단독으로 연결되는(IEC 60364-1 참조) A급 기기에는 실제 정격 전력과 관계없이 기기 정격 전력 > 75 kVA의 한계를 적용한다.

〈비고〉 20 kVA의 정격 입력 또는 출력 전력은 예를 들어 400 V 3상 전원 공급망의 경우 위상당 약 29 A의 전류에 해당하고 200 V 3상 전원 공급망의 경우 위상당 약 58 A의 전류에 해당한다.

[a] 이 한계는 저압(LV) 가공 전력선에 연결되지 않으며, 전력용 변압기 또는 발전기로 연결되는 정격 전력 > 20 kVA의 기기에 적용한다. 사용자 특정 전력 변압기로 연결되지 않는 기기는 ≤ 20 kVA의 한계를 적용한다. 제조자 및 공급자는 설치된 기기로부터 전자파 방사를 줄이기 위해 사용되는 설치 측정 정보를 제공해야 한다. 특히, 이 기기는 저압(LV) 송전 선로가 아니라 전력용 변압기 또는 발전기로 연결하게 되어 있음을 명시해야 한다.

[b] 이 한계는 다음과 같이 설치하려는 경우 정격 전력이 75 kVA 이상인 고출력 전자 시스템 및 기기에만 적용된다.
 - 설치는 전용 전력용 변압기 또는 발전기에서 공급되지 않고 저압 가공 전력선에 연결되지 않는다.
 - 설치는 30 m 이상의 거리 또는 방사된 현상에 대한 장벽으로 작용하는 구조물에 의해 주거환경과 물리적으로 구분된다.
 - 제조자 및/또는 공급자는 이 기기가 고전력 전자 시스템 및 정격 입력 전력이 75 kVA 이상인 기기에 대한 방해 전압 한계를 충족시킨다는 것을 나타내야 하고 설치자가 적용해야 하는 설치 측정에 대한 정보를 제공해야 한다. 특히, 이 기기는 LV 가공 전력선이 아닌 범용 전력 변압기 또는 발전기에 의해 구동되는 설비에 사용하도록 설계되었다.

[c] 적절한 한계는 제조자가 명시한 정격 교류 전력을 기준으로 해야 한다.

나) 1종 A급 기기에 대한 방해 전압 한계(직류 전원 포트)

표 19. 1종 A급 기기에 대한 방해 전압 한계(직류 전원 포트)

주파수 범위 MHz	정격 전력 ≤ 20 kVA[a]		정격 전력 > 20 kVA, ≤ 75 kVA[a,b]				정격 전력 > 75 kVA[a,b]			
	전압값		전압값		전류값		전압값		전류값	
	준첨두값 dB(µV)	평균값 dB(µV)	준첨두값 dB(µV)	평균값 dB(µV)	준첨두값 dB(µA)	평균값 dB(µA)	준첨두값 dB(µV)	평균값 dB(µV)	준첨두값 dB(µA)	평균값 dB(µA)
0.15 ~ 5	97 ~ 89	84 ~ 76	116 ~ 106	106 ~ 96	72 ~ 62	62 ~ 52	132 ~ 122	122 ~ 112	88 ~ 78	78 ~ 68
5 ~ 30	89	76	106 ~ 89	96 ~ 76	62 ~ 45	52 ~ 32	122 ~ 105	112 ~ 92	78 ~ 61	68 ~ 48

특정 주파수 범위에서 한계는 주파수의 대수적 증가에 따라 선형적으로 감소한다.

[a] 적절한 한계는 제조자가 공인한 교류전원에 근거해야 한다.
[b] 한계는 전문가에 의해 설치되는 정격 전력 20 kVA 초과의 기기와 대형 태양광 발전 시스템에 적용한다. 제조자나 판매자는 설비로부터 30 m 거리에서 전파 수신에 유해한 간섭을 방지할 목적으로 제품에 동봉된 설명서에 설치된 기기로부터의 방사를 줄이기 위한 경감 대책 정보를 제공해야 한다. 특히 기기에 추가적인 필터를 설치할 수 있으며, 설비가 주거 환경으로부터 30 m 초과 거리만큼 물리적으로 격리될 것을 표시하여야 한다. 설치자는 이 표준의 6.4의 현장 측정방법에 따라 경감된 설치를 확인하도록 권고된다.

다) 1종 B급 기기에 대한 방해 전압 한계(교류 전원 포트)

표 20. 1종 B급 기기에 대한 방해 전압 한계(교류 전원 포트)

주파수 대역 MHz	준첨두값 dB(µV)	평균값 dB(µV)
0.15~0.50	66 주파수의 대수적 증가에 따라 선형적으로 감소 56	56 주파수의 대수적 증가에 따라 선형적으로 감소 46
0.50~5	56	46
5~30	60	50

경계 주파수에서, 더 엄격한 한계를 적용한다.

라) 1종 B급 기기에 대한 방해 전압 한계(직류 전원 포트)

표 21. 1종 B급 기기에 대한 방해 전압 한계(직류 전원 포트)

주파수 범위 MHz	준첨두값 dB(μV)	평균값 dB(μV)
0.15~0.50	84 주파수의 대수에 따라 선형적으로 감소 74	74 주파수의 대수에 따라 선형적으로 감소 64
0.50~30	74	64

마) 2종 A급 기기에 대한 방해 전압 한계(교류 전원 포트)

표 22. 2종 A급 기기에 대한 방해 전압 한계(교류 전원 포트)

주파수 대역 MHz	정격입력전력 ≤ 75 kVA[b]		정격입력전력 〉 75 kVA[a,b]	
	준첨두값 dB(μV)	평균값 dB(μV)	준첨두값 dB(μV)	평균값 dB(μV)
0.15~0.5	100	90	130	120
0.5~5	86	76	125	115
5~30	90 주파수의 대수적 증가에 따라 선형적으로 감소 73	80 주파수의 대수적 증가에 따라 선형적으로 감소 60	115	105

- 경계 주파수에서, 더 엄격한 한계를 적용한다.
- 분리된 중성선 또는 높은 임피던스로 접지된 전력 분배망에 단독으로 연결되는 A급 기기에는 2종 기기 정격 입력 전력 〉 75 kVA의 한계를 적용한다.

[a] 제조자나 공급자는 전자파 방사를 줄이기 위해 사용되는 설치 정보를 제공해야 한다.
[b] 적절한 한계는 제조자가 명시한 정격 교류 전력을 기준으로 해야 한다.

바) 2종 B급 기기에 대한 방해 전압 한계(교류 전원 포트)

표 23. 2종 B급 기기에 대한 방해 전압 한계(교류 전원 포트)

주파수 대역 MHz	준첨두값 dB(μV)	평균값 dB(μV)
0.15-0.50	66 주파수의 상용대 수적 증가에 따라 선형적으로 감소 56	56 주파수의 상용대 수적 증가에 따라 선형적으로 감소 46
0.50-5	56	46
5-30	60	50

경계 주파수에서 더 엄격한 한계를 적용한다.

5. 시험방법

① 피시험기기(EUT)를 높이가 최소 80 cm인 비전도성 재료의 테이블 위에 놓고 차폐실 벽에서는 40 cm 이격한다. (피시험기기의 모든 전도성 표면은 기준 접지면으로부터 40 cm 이상 떨어져 있어야한다.)
② 제공된 전원선의 길이가 초과될 경우 0.3 m ~ 0.4 m의 번들로 중첩하여 묶는다. (전원선의 두께 등의 특수 상황의 경우 해당 내용을 적용하지 않고 관련 내용을 문서화한다.)
③ 주변기기에 연결된 I/O케이블은 중앙에서 묶어야한다. 가능한 총 길이는 1 m를 초과하지 않는다.
④ 의사 전원 회로망(AMN)에 전원선을 연결한다.
⑤ 측정 수신기를 이용하여 준첨두/평균값을 측정한다.

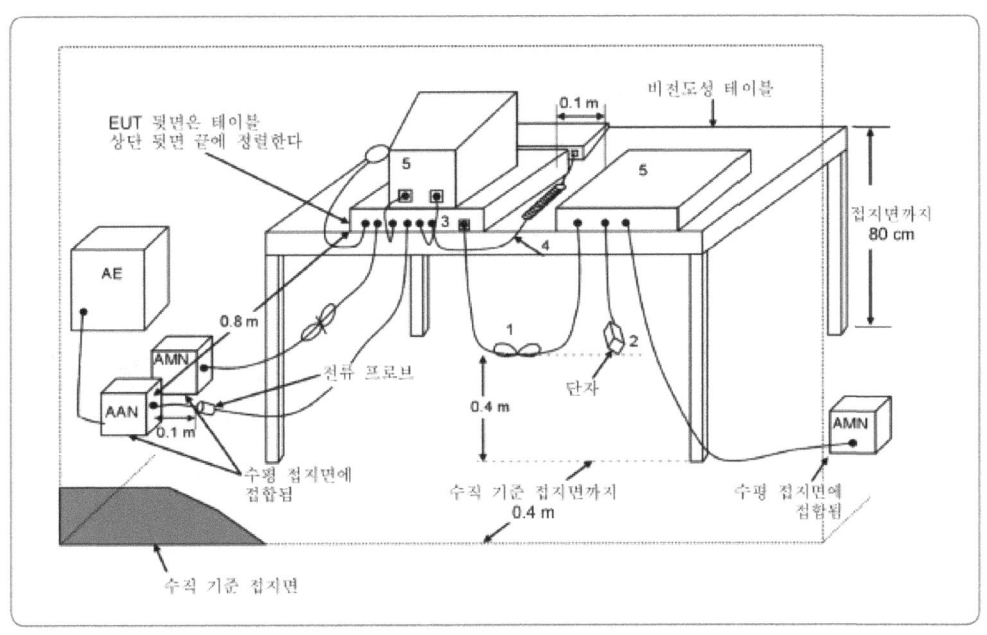

그림 10. 탁상형기기의 전도성 방사(CE) 시험 구성도

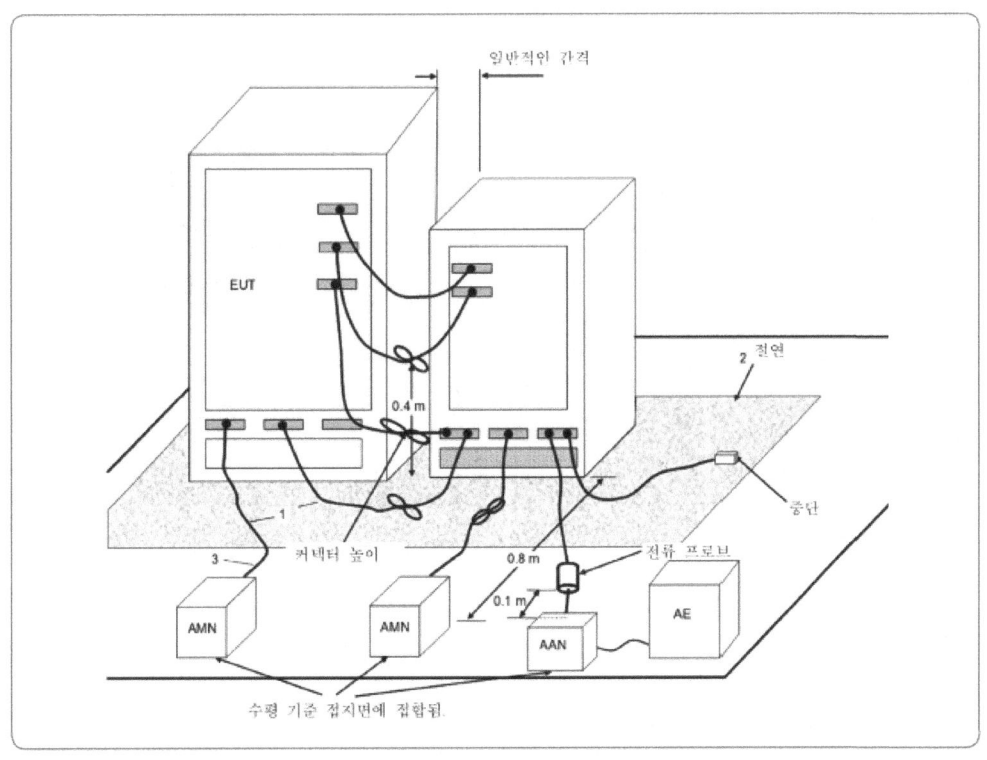

그림 11. 바닥거치형기기의 전도성 방사(CE) 시험 구성도

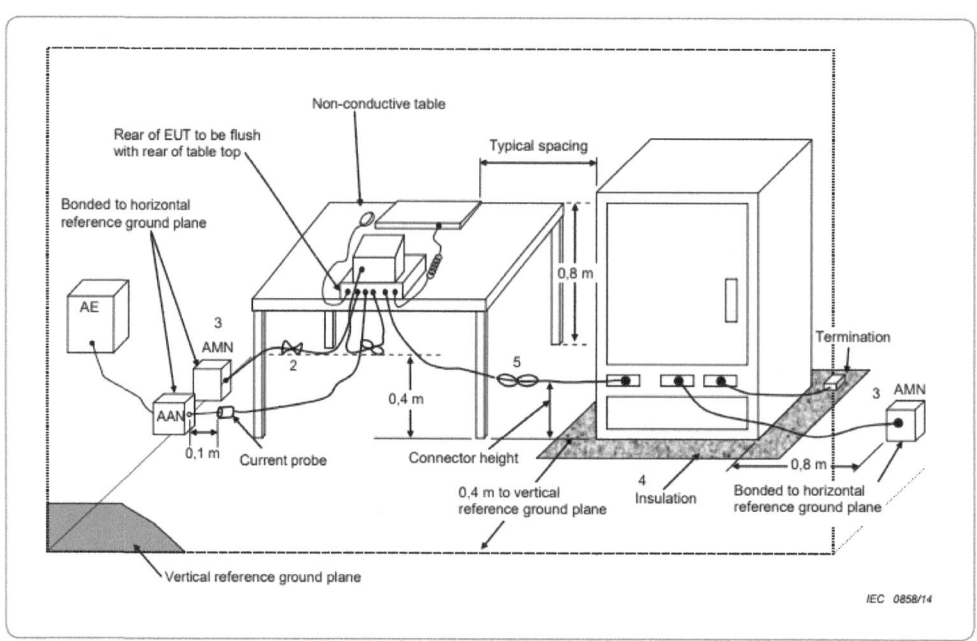

그림 12. 탁상형기기와 바닥거치형기기가 공존하는 시스템의 시험 구성도

시험 준비 사진

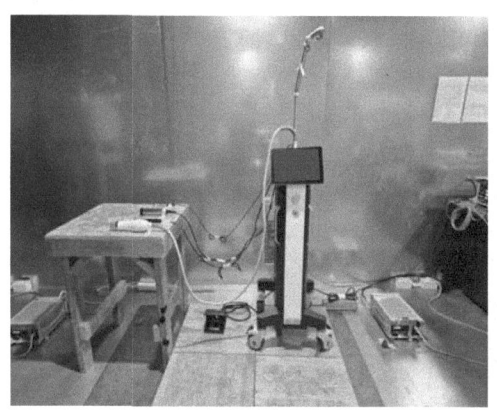

시험 배치(앞)

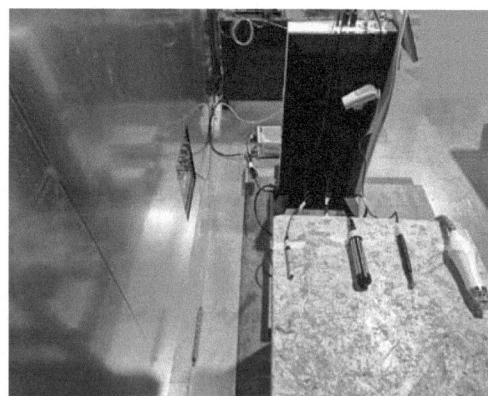

시험 배치(뒤)

시험결과(예시)

시험자	NIFDS
시험 일자	2024-00-00
시험 장소	EMS Test Room
표준 및 시험 방법	CISPR 11:2015+A1:2016+A2:2019
적용 한계값 등급	1종 A급
시험 구성	바닥 거치형 기기
부가 정보	N/A

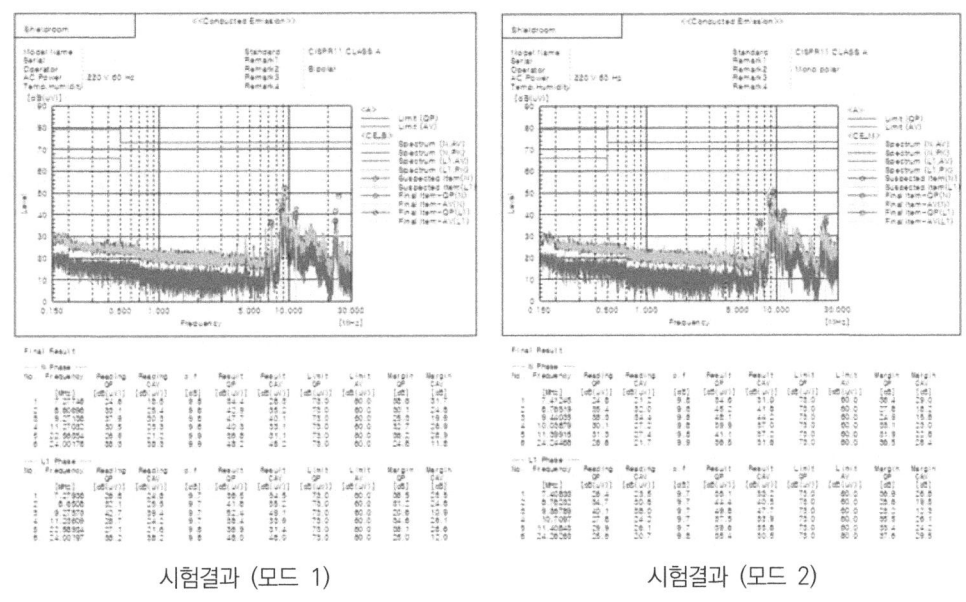

시험결과 (모드 1) 　　　　　시험결과 (모드 2)

* 시험 결과(예시) 양식은 국제전기기술위원회(IEC) 전기기술 장비 및 부품 적합성 평가 체계(IECEE)에서 발행한 TEST REPORT FORM(TRF)를 기반으로, 내용을 재구성하여 작성하였습니다.

2 내성 시험방법 및 시험 기준

가. 정전기 방전 내성(ESD)

1. 시험목적

인체로부터 직접 또는 주위 물체로 간접 방전되는 정전기를 모의하여 피시험기기(EUT)에 인가했을 때, 내성 요구 조건을 만족하는지 확인한다.

2. 시험장비

ESD 발생기

3. 시험환경

가) 환경조건

- 온도범위: (15 ~ 35) °C
- 습도범위: (30 ~ 60) %
- 기압범위: (86 ~ 106) kPa

나) 시험실 조건

- 접지 기준면(GRP)은 시험실 바닥에 설치되어야 한다. 최소한 두께가 0.25 mm인 금속판(구리 또는 알루미늄)이어야 한다. 다른 금속 물질이 사용될 수 있으나 그것은 최소한 0.65 mm 두께이어야 한다.
- 접지 기준면(GRP)은 시험 검체 또는 수평 결합면보다 사방으로 최소 0.5 m 이상 돌출해야 하고, 보호 접지 구조에 연결하여야 한다.
- 시험 검체와 시험실 벽 및 그 밖의 금속 구조물 간에 최소 0.8 m의 거리를 두어야한다.
- 시험 검체와 ESD 발생기는 설치 사양에 따라 접지하고 부가적인 접지연결은 허용되지 않는다.

다) 탁상형 기기

- 접지면에서 (0.8 ± 0.08) m 높이에 있는 나무 탁자로 구성한다.
- (1.6 ± 0.02) m × (0.8 ± 0.02) m의 수평 결합면(HCP)을 탁자위에 놓는다.
- 시험 검체와 케이블은 (0.5 ± 0.05) mm 두께를 지닌 절연 지지대로 결합면과 격리되어야 한다.

라) 바닥 거치형 기기

- 시험 검체는 (0.05 ~ 0.15) m 두께의 절연 지지대로 접지 기준면과 절연시켜야 한다. 케이블은 (0.5 ± 0.05) mm의 절연 지지대로 접지 기준면과 격리해야 한다.

4. 시험기준

가) IEC 60601-1-2:2020 Ed 4.1 시험 기준

현상	EMC 기본 표준 또는 시험방법	내성시험 레벨	
		전문 보건의료시설 환경	홈헬스케어 환경
정전기 방전	IEC 61000-4-2	±8 kV 접촉 ±2 kV, ±4 kV, ±8 kV, ±15 kV 기중	

나) IEC 61326-1:2020 Ed 3.0 시험 기준

현상	EMC 기본 표준 또는 시험방법	내성시험 레벨			판정기준
		기본 전자파 환경	제어된 전자파 환경	휴대용	
정전기 방전	IEC 61000-4-2		±4 kV 접촉 ±8 kV 기중		B

다) IEC 61326-2-6:2020 Ed 3.0 시험 기준

현상	EMC 기본 표준 또는 시험방법	내성시험 레벨		
		전문 보건의료시설 환경	홈헬스케어 환경	
		판정기준: B	판정기준: B	판정기준: C
정전기 방전	IEC 61000-4-2	±4 kV 접촉 ±2 kV, ±4 kV, ±8 kV 기중	±6 kV 접촉 ±2 kV, ±4 kV, ±8 kV, 기중	±8 kV 접촉 ±15 kV 기중

5. 시험방법

① 시험계획문서에서 탁상형기기와 바닥거치형기기 여부를 확인한다.
② 그림 13와 그림 14를 참고하여 피시험기기(EUT)를 배치한다.
③ 시험계획서에서 제조원이 제시한 인가지점을 확인하고 인가지점을 결정한다.
④ ESD발생기는 가능한 한 방전을 적용하는 표면과 수직이 되게 놓아야 한다.
⑤ 선택된 지점당 최소 10회의 단일 방전을 적용한다.
⑥ 단일방전과 단일방전 사이 시간 간격은 1초를 권고한다. 제품의 특성상 오류 판단을 위해 더 긴 시간이 필요할 수 있다.
⑦ 시험계획문서에 제시된 모니터링 방법, 적합/부적합 기준에 따라 결과를 확인한다.

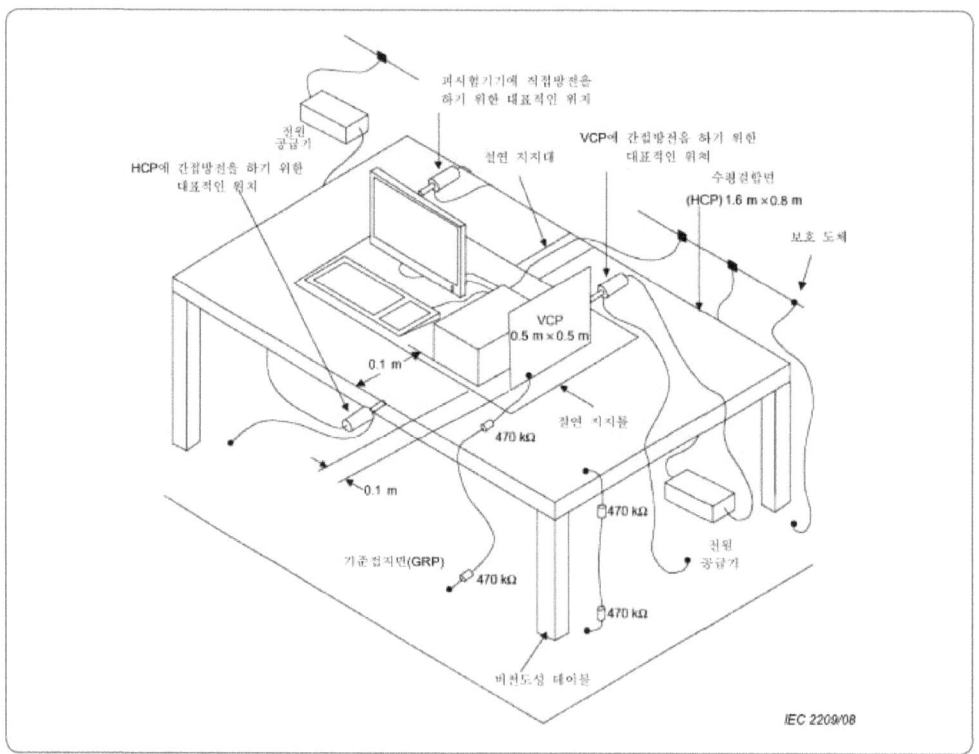

그림 13. 탁상형 기기 정전기 방전 내성(ESD) 시험 배치의 예

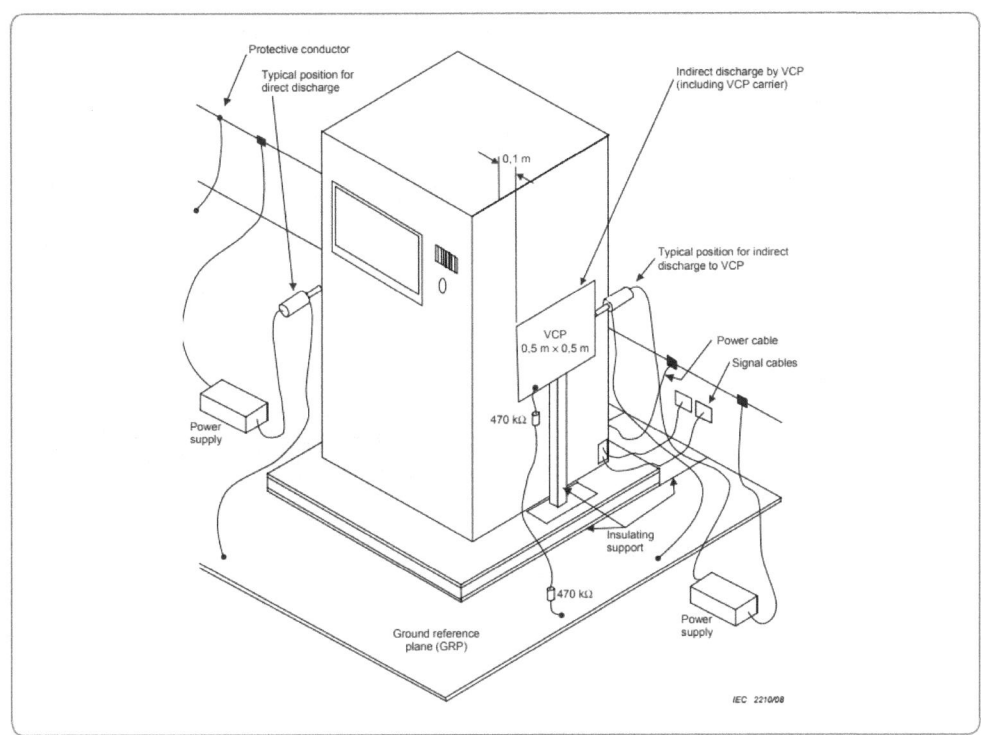

그림 14. 바닥거치형 기기의 정전기 방전 내성(ESD) 시험 배치의 예

참고사항

□ **기중방전 시험**

기중 방전전극팁은 피시험기기(EUT)에 기계적인 손상이 발생하지 않도록 신속히 시험기자재에서 접촉하기까지 접근시켜야 하며, 각각의 방전이 종료된 후 정전기방전 발생기(방전전극)는 피시험기기(EUT)로부터 신속히 격리하여야 한다.

□ **접촉방전 시험**

접촉 방전 전극팁은 방전시 스위치를 동작시키기 전에 피시험기기(EUT)에 접촉하여야 한다. 피시험기기(EUT)의 표면이 도장되어 있지만, 도장내용이 제조자의 취급설명서에 기재되어 있지 않은 경우, 정전기발생기의 방전전극팁으로 도장을 관통시켜 도장층에 접촉방전 시험을 실시하여야 한다.

□ 정전기 방전 내성(ESD) 시험용 전극

(위) 접촉 방전 전극 (아래) 기중 방전 전극

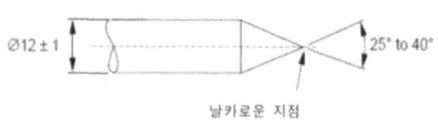
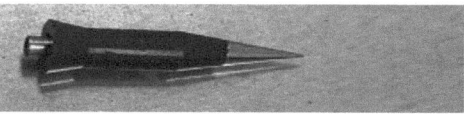

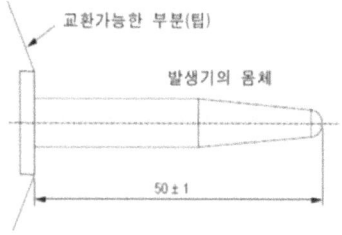
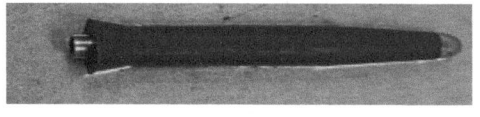

시험 준비 사진

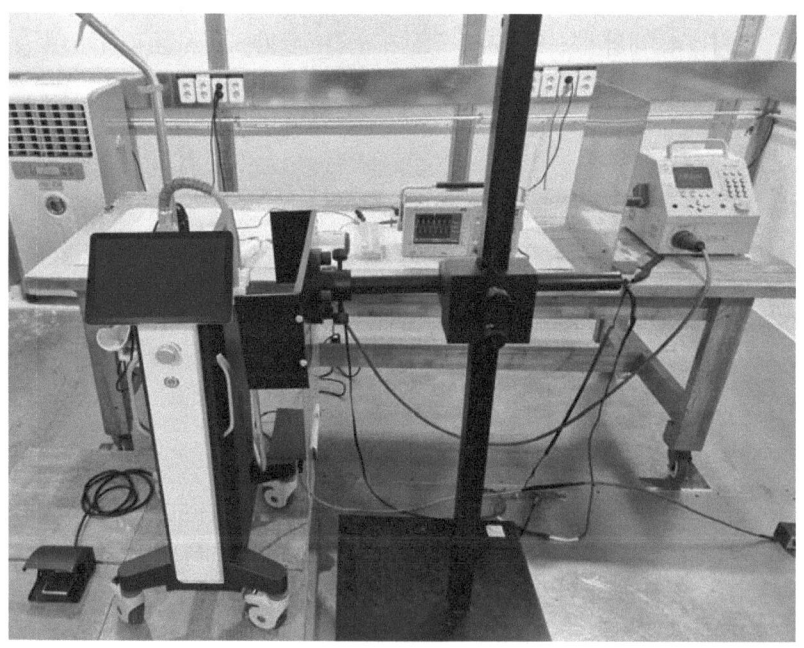

시험 배치

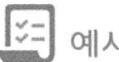 예시

□ 정전기 방전 내성(ESD) 시험 예시

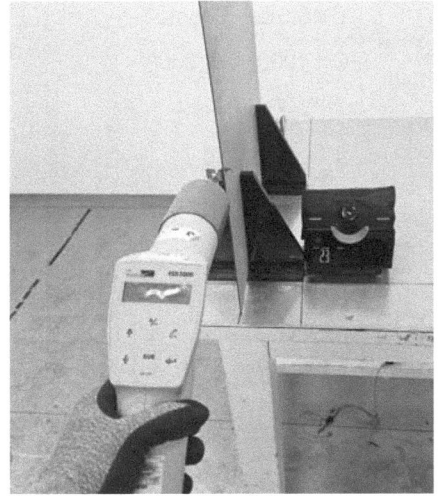
수직면에 대한 간접 방전 시험

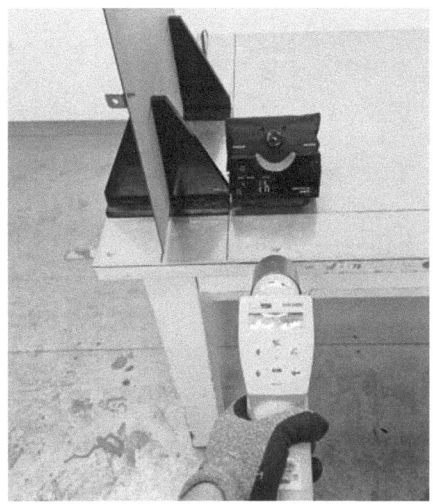
수평면에 대한 간접 방전 시험

□ 바닥거치형 기기의 정전기 방전 내성(ESD) 시험 예시

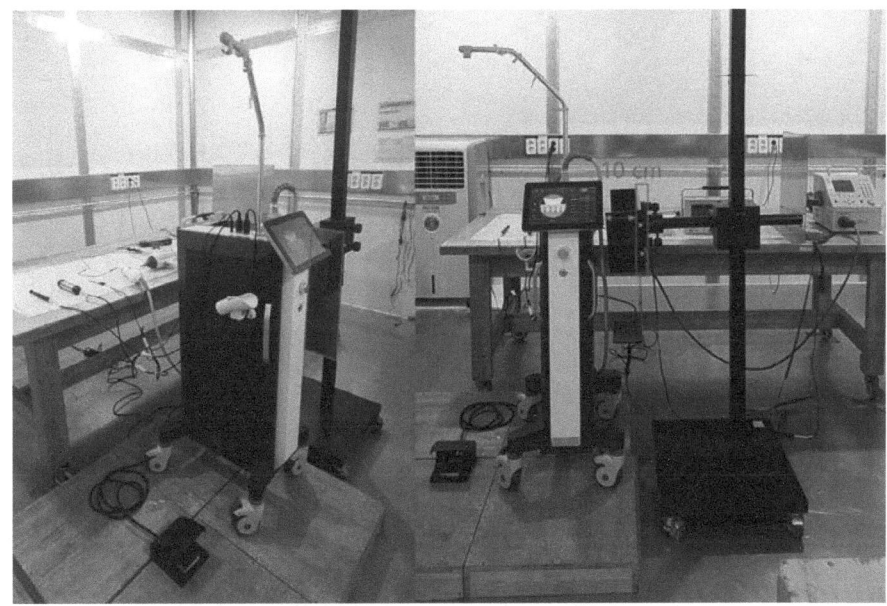
수직면에 대한 간접 방전 시험 셋업

Ⅳ_ 전자파 안전 시험방법 61

시험결과(예시)

시험자	NIFDS
시험 일자	2024-00-00
시험 장소	EMS Test Room
표준 및 시험 방법	IEC 61000-4-2:2008
시험 구성	바닥 거치형 기기
수평 결합판의 크기	1.6 m × 0.8 m
수직 결합판의 크기	0.5 m × 0.5 m
시험지점 당 방전횟수	양극 10회/음극 10회
부가 정보	N/A

정전기 방전 시험 결과

번호	시험지점	방전 종류	극성	시험 레벨 [kV]	작동 모드	관찰 결과
1	VCP	Con	P	8		
2	VCP	Con	N	8		
3	HCP	Con	P	8		
4	HCP	Con	N	8		
5	-	Con	P	8		
6	-	Con	N	8		
7	-	Air	P	2, 4, 8, 15		
8	-	Air	N	2, 4, 8, 15		

HCP=Horizontal coupling plate; VCP=Vertical coupling plate
N=Negative; P=Positive
Con=Conducted discharge; Air=Air discharge

부가 정보: N/A

* 시험 결과(예시) 양식은 국제전기기술위원회(IEC) 전기기술 장비 및 부품 적합성 평가 체계(IECEE)에서 발행한 TEST REPORT FORM(TRF)를 기반으로, 내용을 재구성하여 작성하였습니다.

* 예시에서는 의료기기 업체의 설계 및 제품 특성에 따라 달라질 수 있는 항목(작동모드, 체재시간 등)을 공란으로 표기 하였습니다. 시험 진행 시에는 IEC 60601-1-2에 따라 작성된 시험 계획서에 구체적인 설정이 정의되어야 합니다.

나. 방사성 RF 전자기장 내성(RS)

1. 시험목적
방사된 무선주파수 전자기장에 노출되었을 때 의료기기의 내성을 평가한다.

2. 시험장비
무반사실, EMI 필터, RF 신호 발생기, 전력 증폭기, 전계 생성 안테나, 등방성 필드 센서, 전력 측정 장치, 전력 레벨을 기록하기 위한 장비

> **참고사항**

□ 무반사실
충분한 치수의 균일장을 유지하기에 적합한 크기

□ 전계 생성 안테나
주파수 요구사항을 충족할 수 있는 biconical, log periodic, horn 또는 기타 선형 편파 안테나 시스템

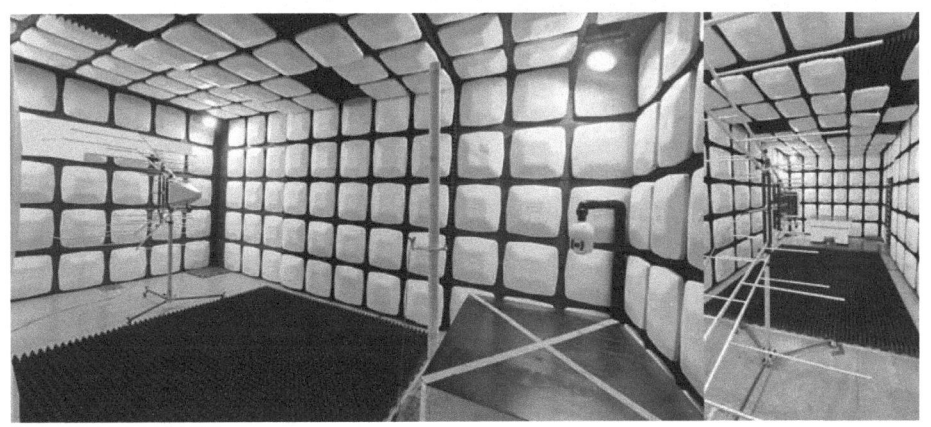

그림 15. 3 m 반무반사실(SAC)

□ 등방성 필드 센서
측정할 필드 세기에 대한 모든 head amplifier와 광전자에 대한 적절한 내성을 갖춘 등방성 필드 센서와 챔버 외부의 표시기에 대한 광섬유 링크

□ EMI 필터

필터가 연결된 회선에 추가적인 공진 효과를 일으키지 않도록 주의해야한다.

□ RF 신호 발생기

관심 주파수 대역을 커버할 수 있고 AM 80%, 1 kHz 사인파 진폭 변조할 수 있는 신호 발생기. 수동 제어(예: 주파수, 진폭, 변조)가 가능해야 하며, RF 신시사이저의 경우 주파수에 따라 달라지는 스텝 크기와 대기 시간을 프로그래밍 할 수 있어야 한다.

□ 전력 증폭기

신호(변조되지 않은 신호와 변조된 신호)를 증폭하고 필요한 필드 레벨까지의 안테나 구동을 제공한다. 전력 증폭기에서 생성된 고조파는 각 고조파 주파수에서 UFA의 측정된 필드 세기가 기본 주파수보다 최소 6 dB 낮아야 한다.

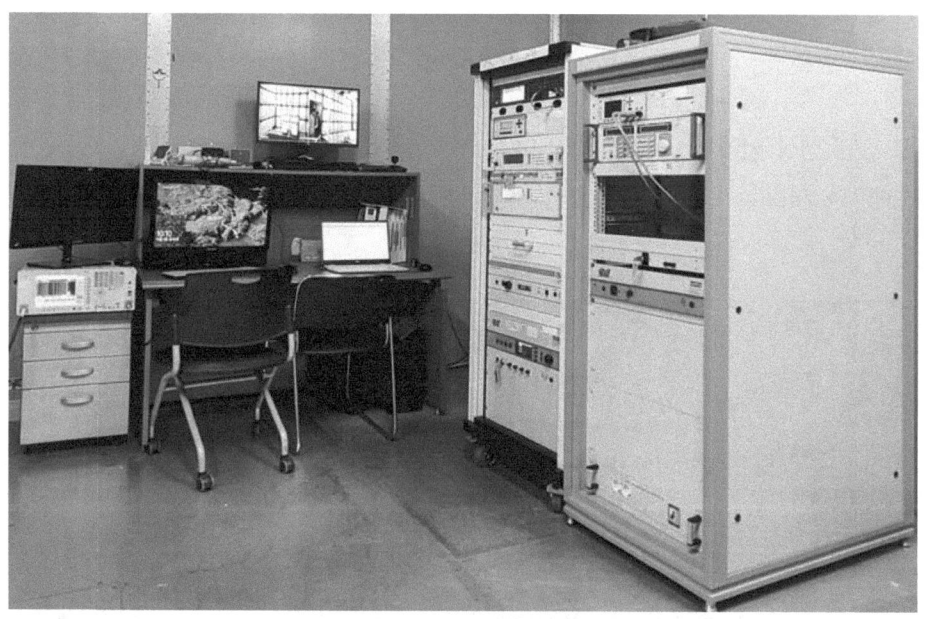

그림 16. 방사성 RF 전자기장 내성(RS) 시험 설비

3. 시험환경

가) 시험 시설

생성된 전계 강도의 크기 때문에 무선통신 간섭을 금지하는 다양한 국가 및 국제법을 준수하기 위해 차폐된 챔버에서 시험을 실시해야 한다. 또한 데이터 수집에 사용되는 대부분의 시험 장비는 내성 시험 중 생성된 주변 전자기장에 민감하기 때문에 차폐된 챔버는 피시험기기(EUT)와 필요한 시험 계측기 사이에 필요한 "장벽"을 제공한다. 차폐된 챔버를 관통하는 상호 연결 배선이 전도 및 방사 방출을 적절히 감쇠시키고 피시험기기(EUT) 신호 및 전력 응답의 무결성을 보존하도록 주의한다. 일반적으로 피시험기기(EUT)를 수용할 만큼 충분히 크고 전계 강도를 적절히 제어할 수 있는 흡수체, 차폐 챔버로 구성된다.

나) 시험실 기준 조건

기후조건은 피시험기기(EUT) 및 시험장비의 작동에 대해 각 제조업체에서 지정한 한계 내에 있어야 한다. 상대 습도가 너무 높아서 피시험기기(EUT)나 시험 장비에 응축이 발생할 경우 시험을 수행해서는 안 된다. 전자기 조건은 시험결과에 영향을 미치지 않도록 피시험기기(EUT)의 올바른 작동을 보장해야 한다.

4. 시험 기준

가) IEC 60601-1-2:2020 Ed 4.1

현상	EMC 기본표준 또는 시험방법	내성시험 레벨	
		전문 보건의료시설 환경	홈헬스케어 환경
방사성 RF 전자기장[a]	IEC 61000-4-3	3 V/m[d] 80 MHz ~ 2.7 GHz[b] 1 kHz에서 80 % AM[c]	10 V/m[d] 80 MHz ~ 2.7 GHz[b] 1 kHz에서 80 % AM[c]

[a] 환자 생리학적 신호 모의(사용할 경우)와 ME 기기 또는 ME 시스템 사이의 인터페이스는 ME 기기 또는 ME 시스템의 한 방향에서 균일장 영역의 수직면과 0.1 m 이내여야 한다.
[b] ME 기기 및 ME 시스템이 동작을 목적으로 RF 전자파 에너지를 의도적으로 수신하는 경우, 이러한 기기 및 시스템은 수신 주파수에서 시험해야 한다. 위험관리 프로세스에서 또 다른 변조 주파수가 식별되었다면 해당 주파수에서 시험을 수행해도 무방하다. 이 시험은 주변 신호가 통과대역 내에 있을 때 RF 전자파 에너지를 의도적으로 수신하는 기기의 기본 안전 및 필수 성능을 평가한다. 시험 중에 정상적인 신호 수신이 이루어지지 않을 수도 있음은 주지의 사실이다.
[c] 위험관리 프로세스에서 또 다른 변조 주파수가 식별되었다면 해당 주파수에서 시험을 수행해도 무방하다.
[d] 변조가 적용되기 전

나) IEC 61326-1:2020 Ed 3.0

환경	현상	기본표준	시험 값	판정기준
기본 전자파 환경	EM계	IEC 61000-4-3	3 V/m (80 MHz~1 GHz; 1.4 GHz~6 GHz)[a]	A
산업 전자파 환경	EM계	IEC 61000-4-3	10 V/m (80 MHz~1 GHz) 3 V/m (1.4 GHz~6 GHz)[a]	A
제어된 전자파 환경	EM계	IEC 61000-4-3	1 V/m (80 MHz~1 GHz; 1.4 GHz~6 GHz)[a]	A

[a] 1 GHz ~ 1.4 GHz의 주파수 범위에서도 시험을 수행하는 경우 동일한 시험 수준을 권장한다.

다) IEC 61326-2-6:2020 Ed 3.0

환경	현상	기본표준	시험 값	판정기준
전문 보건의료 시설 환경	EM계	IEC 61000-4-3	3 V/m (80 MHz~6 GHz)	A
홈헬스케어 환경	EM계	IEC 61000-4-3	10 V/m (80 MHz~1 GHz) 3 V/m (1 GHz~6 GHz)	A A

5. 시험방법

① 시험은 시험계획문서에 기초하여 수행한다.
② 설치는 실제 설치 조건에 최대한 가깝게 구성한다. 테이블형 기기는 비전도성 테이블 위, 높이 0.8 m에 놓는다. 바닥형 장비는 (0.05 ~ 0.15) m 위의 비전도성 지지대에 설치한다.
③ 케이블은 제조업체의 설치 지침에 따라 배치하며 일반 설치 및 용도를 최대한 반영한다. 가능하면 최소 1 m의 케이블을 전자기장에 노출시킨다. 피시험기기(EUT)의 장치를 상호 연결하는 초과 케이블은 (30 ~ 40) cm 묶음을 형성한다.
④ 시험하기 전에 교정된 전계강도를 점검하여 시험 장비/시스템이 제대로 작동하는지 확인한다.
⑤ 처음은 피시험기기(EUT)를 교정된 평면에 일치하는 면으로 배치한다.

⑥ 주파수 범위가 점진적으로 스윕되는 경우 이전 주파수 값의 1%를 초과하지 않게 설정한다.
⑦ 체재시간(dwell time)은 피시험기기(EUT)가 작동하고 응답하는데 필요한 시간보다 짧지 않게 설정한다. 어떠한 경우에도 1초보다 작아서는 안된다.
⑧ 단일방전과 단일방전 사이 시간간격은 1초를 권고한다. 제품의 특성상 오류 판단을 위해 더 긴 시간이 필요할 수 있다.
⑨ 각 면을 향해 시험을 수행한다. 안테나에서 생성되는 자기장의 편파로 인해 각 면을 두 번씩 테스트해야 한다.
⑩ 시험계획문서에 제시된 모니터링 방법, 적합/부적합 기준에 따라 결과를 확인한다.

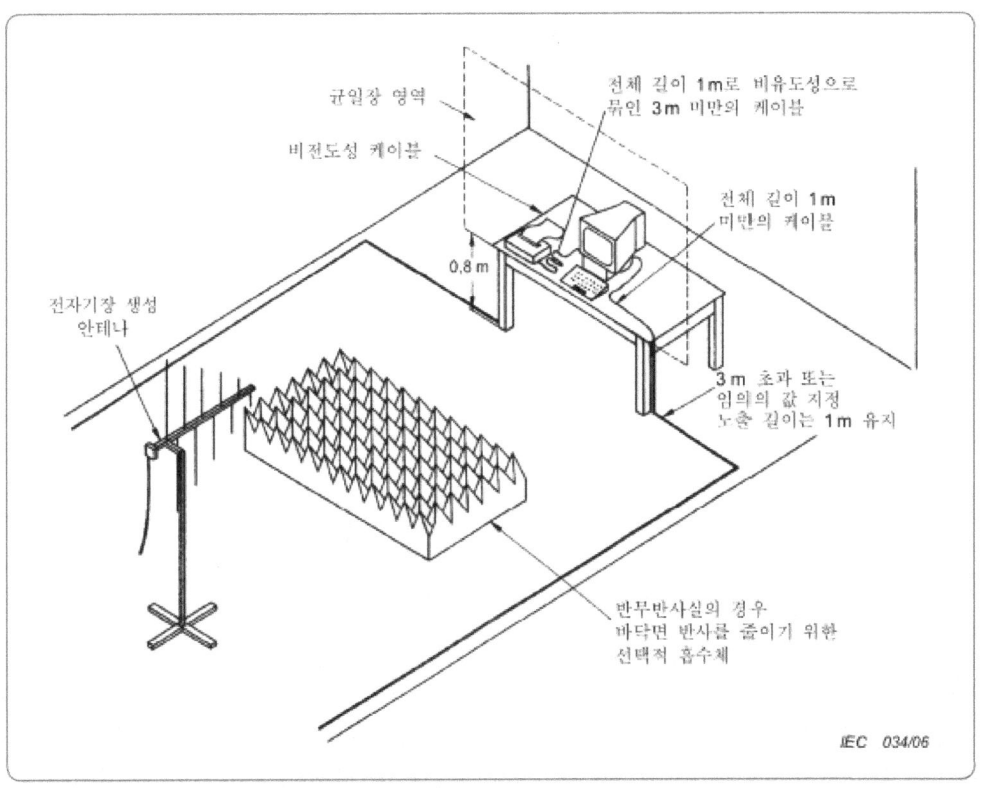

그림 17. 탁상형기기의 방사성 RF 전자기장 내성(RS) 시험 배치의 예

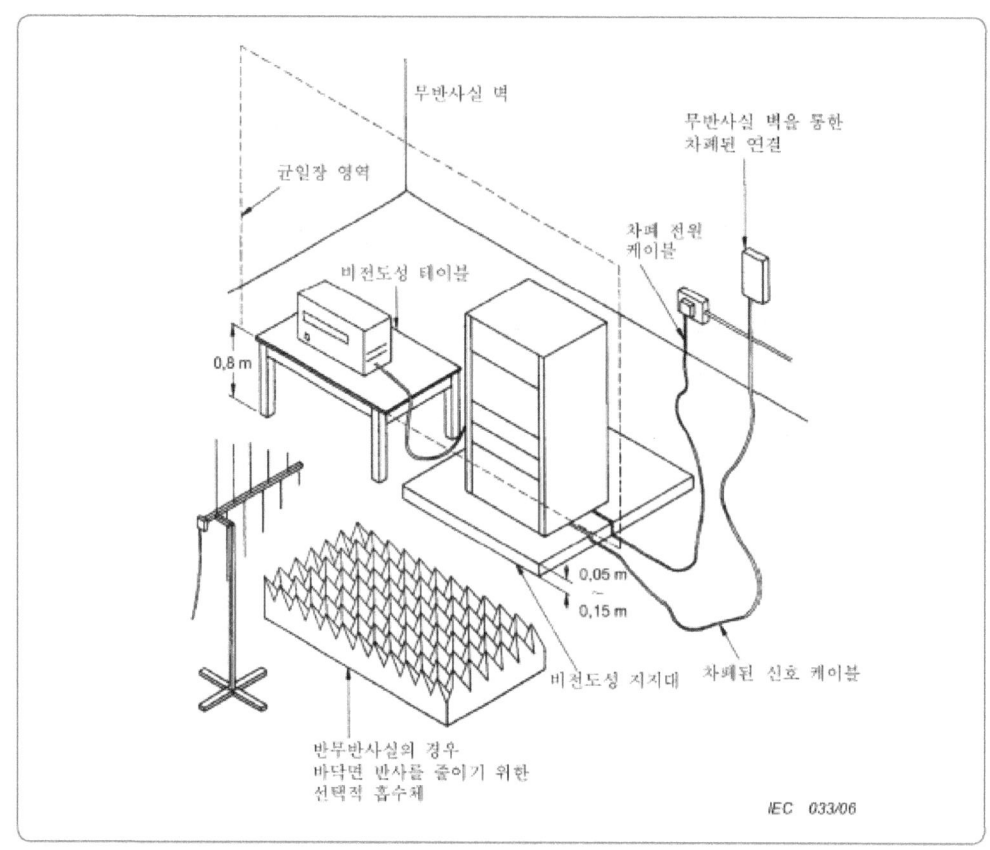

그림 18. 바닥거치형기기의 방사성 RF 전자기장 내성(RS) 시험 배치의 예

> 시험 준비 사진

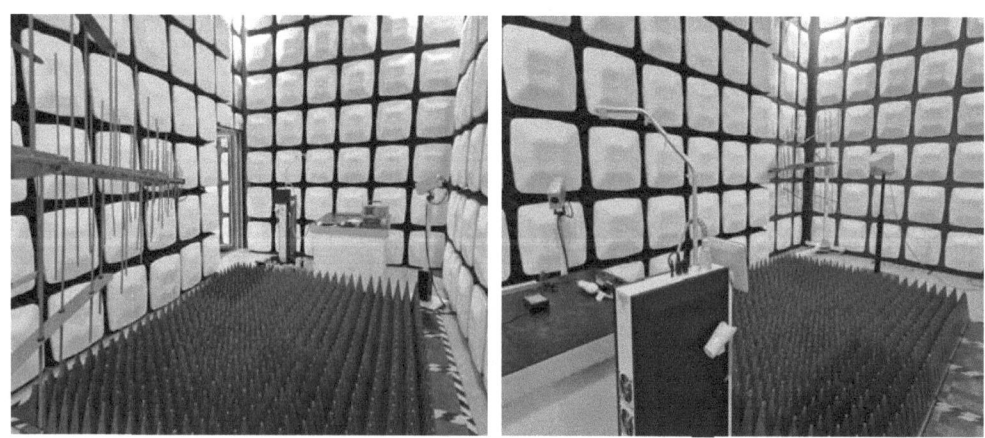

안테나 배치(1GHz 이하)　　　　안테나 배치(1GHz 이상)

준비 사항

전자파 안전 시험은 의료기기 개발 과정에서 필수적인 절차로, 제품 설계와 작동 특성에 따라 소요시간이 달라질 수 있습니다. 특히, 방사성 RF 전자기장 내성시험의 경우 주파수 범위가 넓어 시간이 많이 소요되므로 사전 준비가 중요합니다. 내부전원 의료기기의 경우 배터리 절약 기능으로 인해 작동 및 대기 시간이 1분 이내로 설정된 경우가 있습니다. 이로 인해 시험 중 기기가 자동으로 꺼질 수 있고, 시험자가 전원을 다시 켜거나 설정을 재작동해야 하는 상황이 발생해 시험 시간이 증가할 수 있습니다.

이러한 문제를 해결하기 위해서는 시험 전에 기기의 설정을 연속(작동 또는 대기) 모드로 변경하거나, 시뮬레이터를 활용해 기기의 작동 상태를 유지하는 것이 필요하다. 또한, 시험계획서를 작성하고, 시험소와 사전에 설계 사항(작동시간, 작동 모드 등)을 협의하면, 시험 진행의 효율성을 높일 수 있습니다.

시험결과(예시)

시험자	NIFDS
시험 일자	2024-00-00
시험 장소	3m EMS Chamber
표준 및 시험 방법	IEC 61000-4-3:2006+A1:2007+A2:2010
시험 구성	바닥 거치형 기기
시험대상장비의 노출된 면	0°(Front), 90°, 180°(Rear), 270°
안테나와 시험 대상 장비 간 거리	3 m
주파수 단계 크기 [%]	1 %
부가 정보	N/A

방사성 RF 전자기장 내성 시험 결과							
주파수 범위	시험 레벨 [kV]	극성	변조	작동 모드	체재시간 [s]	관찰 결과
80-1000 MHz	10	H	AM 1 kHz 80%			
80-1000 MHz	10	V	AM 1 kHz 80%			
1,000-2,700 MHz	10	H	AM 1 kHz 80%			
1,000-2,700 MHz	10	V	AM 1 kHz 80%			

부가 정보: N/A

* 시험 결과(예시) 양식은 국제전기기술위원회(IEC) 전기기술 장비 및 부품 적합성 평가 체계(IECEE)에서 발행한 TEST REPORT FORM(TRF)를 기반으로, 내용을 재구성하여 작성하였습니다.
* 예시에서는 의료기기 업체의 설계 및 제품 특성에 따라 달라질 수 있는 항목(작동모드, 체재시간 등)을 공란으로 표기하였습니다. 시험 진행 시에는 IEC 60601-1-2에 따라 작성된 시험 계획서에 구체적인 설정이 정의되어야 합니다.

다. RF 무선통신 근접장 내성

1. 시험목적

의료기기 주변에서 사용되는 휴대용 무선 송수신기, 휴대폰, 무선 LAN 장치 등은 가까운 거리에서 높은 전계 강도의 전자기장을 발생시킨다. 이러한 환경에서도 의료기기가 정상적으로 작동하는지를 확인하기 위해 근접장 내성 시험을 수행한다.

2. 시험장비

- 무반사실, EMI 필터, RF 신호 발생기, 전력 증폭기, 전계 생성 안테나, 등방성 필드 센서, 전력 측정 장치, 전력 레벨을 기록하기 위한 장비
- 방사성 RF 전자기장 내성(RS) IEC 61000-4-3 시험과 동일한 시험 장비 및 시설을 사용

3. 시험환경

가) 시험 시설

생성된 전계 강도의 크기 때문에 무선통신 간섭을 금지하는 다양한 국가 및 국제법을 준수하기 위해 차폐된 챔버에서 시험을 실시해야한다. 또한 데이터 수집에 사용되는 대부분의 시험 장비는 내성 시험 중 생성된 주변 전자기장에 민감하기 때문에 차폐된 챔버는 피시험기기(EUT)와 필요한 시험 계측기 사이에 필요한 "장벽"을 제공한다. 차폐된 챔버를 관통하는 상호 연결 배선이 전도 및 방사 방출을 적절히 감쇠시키고 피시험기기(EUT) 신호 및 전력 응답의 무결성을 보존하도록 주의한다. 일반적으로 피시험기기(EUT)를 수용할 만큼 충분히 크고 전계 강도를 적절히 제어할 수 있는 흡수체, 차폐 챔버로 구성된다.

나) 시험실 기준 조건

기후조건은 피시험기기(EUT) 및 시험장비의 작동에 대해 각 제조업체에서 지정한 한계 내에 있어야 한다. 상대 습도가 너무 높아서 피시험기기(EUT)나 시험 장비에 응축이 발생할 경우 시험을 수행해서는 안 된다. 전자기 조건은 시험결과에 영향을 미치지 않도록 피시험기기(EUT)의 올바른 작동을 보장해야 한다.

4. 시험기준

RF 무선통신기기에서 발생하는 근접장 시험기준

주파수 (MHz)	대역[a] (MHz)	서비스[a]	변조	내성시험 레벨 (V/m)
385	380 ~ 390	TETRA 400	펄스 변조[b] 18 Hz	27
450	430 ~ 470	GMRS 460, FRS 460	FM[c] ±5 kHz 편이 1 kHz 정현파	28
710 745 780	704 ~ 787	LTE 대역 13, 17	펄스 변조[b] 217 Hz	9
810 870 930	800 ~ 960	GSM 800/900, TETRA 800, iDEN 820, CDMA 850, LTE 대역 5	펄스 변조[b] 18 Hz	28
1720 1845 1970	1700 ~ 1990	GSM 1800, CDMA 1900, GSM 1900, DECT, LTE 대역 1, 3, 4, 25, UMTS	펄스 변조[b] 217 Hz	28
2450	2400 ~ 2570	블루투스, WLAN 802.11 b/g/n, RFID 2 450, LTE 대역 7	펄스 변조[b] 217 Hz	28
5240 5500 5785	5100 ~ 5800	WLAN 802.11 a/n	펄스 변조[b] 217 Hz	9

내성시험 레벨을 달성하는 데 필요하다면 송신 안테나와 ME 기기 또는 ME 시스템 간의 거리를 1 m로 줄여도 무방하다. 시험 거리 1 m는 IEC 61000-4-3에서 허용된다.

[a] 일부 서비스에서는 업링크 주파수만 포함된다.
[b] 반송파는 50 % 듀티 사이클의 구형파 신호를 이용하여 변조해야 한다.
[c] FM 변조에 대한 대안으로 반송파는 18 Hz에서 50 % 듀티사이클 구형파 신호를 사용하여 펄스 변조될 수 있다. 이는 실제 변조를 나타내지는 않지만 최악의 경우를 모의한다.

5. 시험방법

① 시험은 시험계획문서에 기초하여 수행한다.
② 설치는 실제 설치 조건에 최대한 가깝게 구성한다. 테이블형 기기는 비전도성 테이블 위, 높이 0.8 m에 놓는다. 바닥형 장비는 (0.05 ~ 0.15) m 위의 비전도성 지지대에 설치한다.

③ 케이블은 제조업체의 설치 지침에 따라 배치하며 일반 설치 및 용도를 최대한 반영한다. 가능하면 최소 1 m의 케이블을 전자기장에 노출시킨다. 피시험기기(EUT)의 장치를 상호 연결하는 초과 케이블은 (30 ~ 40) cm 묶음을 형성한다.
④ 시험하기 전에 교정된 전계강도를 점검하여 시험 장비/시스템이 제대로 작동하는지 확인한다.
⑤ 처음은 피시험기기(EUT)를 교정된 평면에 일치하는 면으로 배치한다.
⑥ 주파수 범위가 점진적으로 스윕되는 경우 이전 주파수 값의 1%를 초과하지 않게 설정한다.
⑦ 체재시간(dwell time)은 피시험기기(EUT)가 작동하고 응답하는데 필요한 시간보다 짧지 않게 설정한다. 어떠한 경우에도 1초보다 작아서는 안된다.
⑧ 단일방전과 단일방전 사이 시간간격은 1초를 권고한다. 제품의 특성상 오류 판단을 위해 더 긴 시간이 필요할 수 있다.
⑨ 각 면을 향해 시험을 수행한다. 안테나에서 생성되는 자기장의 편파로 인해 각 면을 두 번씩 테스트해야 한다.
⑩ 시험계획문서에 제시된 모니터링 방법, 적합/부적합 기준에 따라 결과를 확인한다.

시험결과(예시)

시험자	NIFDS
시험 일자	2024-00-00
시험 장소	3m EMS Chamber
표준 및 시험 방법	IEC 60601-1-2:2014 Table 9
시험 구성	바닥 거치형 기기
시험대상장비의 노출된 면	0° (Front), 90°, 180° (Rear), 270°
안테나와 시험 대상 장비 간 거리	3 m
부가 정보	N/A

| RF 무선통신 근접장 내성 시험 결과 ||||||||
주파수 범위/ 개별주파수 [MHz]	시험 레벨 [kV]	극성	변조	작동 모드	체재시간 [s]	관찰 결과
385	27	H	Pulse (18 Hz)			
450	28	H	FM (5kHz 편차, 1kHz sin) or Pulse (18 Hz)			
710 745 780	9	H	Pulse (217 Hz)			
810 870 930	28	H	Pulse (18 Hz)			
1720 1845 1970	28	H	Pulse (217 Hz)			
2450	28	H	Pulse (217 Hz)			
5240 5500 5785	9	H	Pulse (217 Hz)			
385	27	V	Pulse (18 Hz)			
450	28	V	FM (5kHz 편차, 1kHz sin) or Pulse (18 Hz)			
710 745 780	9	V	Pulse (217 Hz)			
810 870 930	28	V	Pulse (18 Hz)			
1720 1845 1970	28	V	Pulse (217 Hz)			
2450	28	V	Pulse (217 Hz)			
5240 5500 5785	9	V	Pulse (217 Hz)			
부가 정보: N/A							

* 시험 결과(예시) 양식은 국제전기기술위원회(IEC) 전기기술 장비 및 부품 적합성 평가 체계(IECEE)에서 발행한 TEST REPORT FORM(TRF)를 기반으로, 내용을 재구성하여 작성하였습니다.
* 예시에서는 의료기기 업체의 설계 및 제품 특성에 따라 달라질 수 있는 항목(작동모드, 체재시간 등)을 공란으로 표기하였습니다. 시험 진행 시에는 IEC 60601-1-2에 따라 작성된 시험 계획서에 구체적인 설정이 정의되어야 합니다.

라. 전기적 빠른 과도현상/버스트(EFT/Burst)

1. 시험목적

스위칭 과도현상(유도 부하의 차단, 릴레이 접점 바운스 등)으로 인해 발생하는 과도현상에 노출되었을 때 의료기기의 내성을 확인한다.

2. 시험장비

버스트 발생기, 결합장치(네트워크 또는 클램프)

3. 시험환경

가) 시험실 기준 조건

기후조건은 피시험기기(EUT) 및 시험장비의 작동에 대해 각 제조업체에서 지정한 한계 내에 있어야 한다. 상대 습도가 너무 높아서 피시험기기(EUT)나 시험 장비에 응축이 발생할 경우 시험을 수행해서는 안 된다. 전자기 조건은 시험결과에 영향을 미치지 않도록 피시험기기(EUT)의 올바른 작동을 보장해야 한다.

4. 시험기준

가) IEC 60601-1-2:2020 Ed 4.1

포트	현상	EMC 기본표준	내성시험 레벨	
			전문 보건의료시설 환경	홈헬스케어 환경
입력 a.c. 전력 단자	전기적 빠른 과도현상/버스트[a),b)]	IEC 61000-4-4	±2 kV 100 kHz 반복 주파수	
입력 d.c. 전력 단자	전기적 빠른 과도현상/버스트[c),d)]	IEC 61000-4-4	±2 kV 100 kHz 반복 주파수	
SIP/SOP 단자	전기적 빠른 과도현상/버스트[e),f)]	IEC 61000-4-4	±1 kV 100 kHz 반복 주파수	

[a)] 주전원 회로에 서지 보호 장치가 없는 ME 기기 및 ME 시스템은 선-접지간 전압 ±2 kV와 선간 전압 ±1 kV에서만 시험을 수행해도 무방하다.
[b)] 정격 입력 전류 16 A/상 이하의 ME 기기 및 ME 시스템과 정격 입력 전류가 16 A/상를 초과하는 ME 기기 및 ME 시스템에 적용된다.
[c)] 이 시험은 3m가 넘는 케이블에 영구적으로 연결되는 용도의 모든 DC 포트에 적용된다.
[d)] 직접 결합 방식을 사용해야 한다.
[e)] 최대 케이블 길이가 3 m 미만인 SIP/SOPS는 시험에서 제외된다.
[f)] 용량성 결합 방식을 사용해야 한다.

나) IEC 61326-1:2020 Ed 3.0

환경	포트	현상	기본표준	시험 값	판정 기준
기본 전자파 환경	교류 전원 (보호접지 포함)	버스트	IEC 61000-4-4	±1 kV (5 kHz 또는 100 kHz)	B
	직류 전원[a),b)] (보호접지 포함)	버스트	IEC 61000-4-4	±1 kV (5 kHz 또는 100 kHz)	B
	I/O 신호/제어[b)] (기능성 접지 포함)	버스트[a)]	IEC 61000-4-4	±0.5 kV (5 kHz 또는 100 kHz)	B
	주 전원에 직접 연결되는 I/O 신호/제어[b)]	버스트[a)]	IEC 61000-4-4	±1 kV (5 kHz 또는 100 kHz)	B
산업 전자파 환경	교류 전원 (보호접지 포함)	버스트	IEC 61000-4-4	±2 kV (5 kHz 또는 100 kHz)	B
	직류 전원[a),b)] (보호접지 포함)	버스트	IEC 61000-4-4	±2 kV (5 kHz 또는 100 kHz)	B
	I/O 신호/제어[b)] (기능성 접지 포함)	버스트[a)]	IEC 61000-4-4	±1 kV (5 kHz 또는 100 kHz)	B
	주 전원에 직접 연결되는 I/O 신호/제어[b)]	버스트[a)]	IEC 61000-4-4	±2 kV (5 kHz 또는 100 kHz)	B
제어된 전자파 환경	교류 전원 (보호접지 포함)	버스트	IEC 61000-4-4	±1 kV (5 kHz 또는 100 kHz)	B
	직류 전원[a),b)] (보호접지 포함)	버스트[a)]	IEC 61000-4-4	±1 kV (5 kHz 또는 100 kHz)	B
	I/O 신호/제어[b)] (기능성 접지 포함)	버스트[a)]	IEC 61000-4-4	±0.5 kV (5 kHz 또는 100 kHz)	B

[a] 선이 3 m를 초과하는 경우에만 해당된다.
[b] 2차 회로(AC 주 전원 공급 장치로부터 절연됨)가 일시적인 과전압(즉, 안정적으로 접지되고 용량 필터링 된 DC 2차 회로)의 영향을 받지 않는 저전압 DC 공급 장치(60 V 이하)에 연결되도록 고안된 DC 전원 포트는 I/O 신호/제어 포트로 간주된다.

다) IEC 61326-2-6:2020 Ed 3.0

환경	포트	현상	기본표준	시험 값	판정 기준
전문 보건의료 시설 환경	교류 전원 (보호접지 포함)	버스트	IEC 61000-4-4	±1 kV (5 kHz 또는 100 kHz)	B
	직류 전원[a),b)] (보호접지 포함)	버스트	IEC 61000-4-4	±1 kV (5 kHz 또는 100 kHz)	B
	I/O 신호/제어[b)] (기능성 접지 포함)	버스트[a)]	IEC 61000-4-4	±0.5 kV (5 kHz 또는 100 kHz)	B
	주 전원에 직접 연결되는 I/O 신호/제어[b)]	버스트[a)]	IEC 61000-4-4	±1 kV (5 kHz 또는 100 kHz)	B
홈헬스 케어 환경	교류 전원 (보호접지 포함)	버스트	IEC 61000-4-4	±2 kV (5 kHz 또는 100 kHz)	B
	직류 전원과 I/O 신호/제어[a),c)] (보호접지 포함)	버스트	IEC 61000-4-4	±2 kV (5 kHz 또는 100 kHz)	B

[a] 선이 3 m를 초과하는 경우에만 해당된다.
[b] 2차 회로(AC 주 전원 공급 장치로부터 절연됨)가 일시적인 과전압(즉, 안정적으로 접지되고 용량 필터링 된 DC 2차 회로)의 영향을 받지 않는 저전압 DC 공급 장치(60 V 이하)에 연결되도록 고안된 DC 전원 포트는 I/O 신호/제어 포트로 간주된다.
[c] DC 배전망에 연결되지 않은 장비/시스템 부분 간의 DC 연결은 I/O 신호/제어포트(USB 충전 및 통신 결합)로 간주된다. 예를 들어 USB 연결을 전원으로만 사용하는 경우 DC 전원에 속한다.

5. 시험방법

① 시험 계획에 기초하여 수행한다.
② 피시험기기(EUT)는 정상적인 작동 조건에서 작동해야 한다.
③ 결합모드를 결정한다.
   - 공통 모드
   - 현장 시험 또는 CDN을 사용할 수 없는 경우 비대칭 모드
④ 시험전압의 극성은 두 극성 모두 필수이다.
⑤ 포트당 시험 기간은 피시험기기(EUT)가 작동하고 응답하는 데 필요한 시간보다 짧아서는 안 되고 어떠한 경우에도 1분 미만이어서는 안 된다.
⑥ 선정된 포트에 버스트 신호를 인가한다.

⑦ 시험계획문서에 제시된 모니터링 방법, 적합/부적합 기준에 따라 결과를 확인한다.

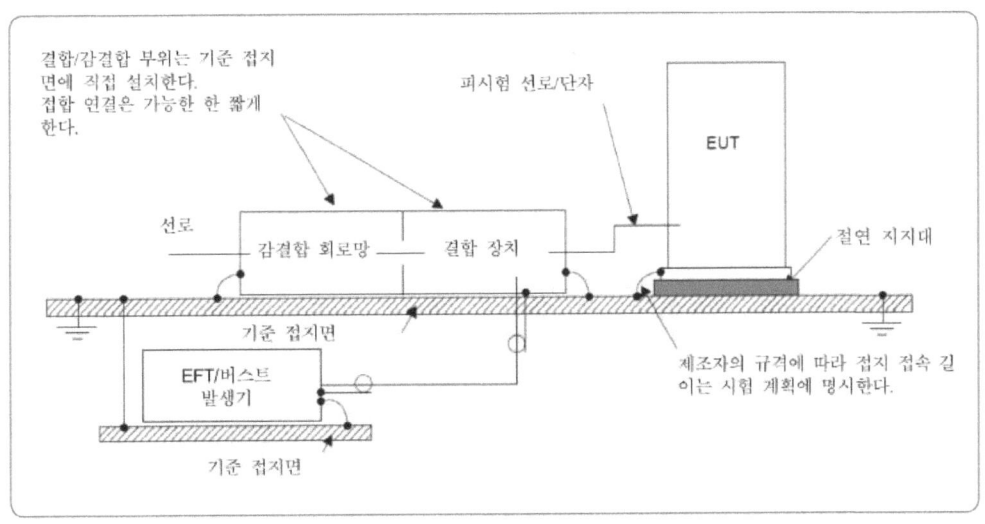

그림 19. 전기적 빠른 과도현상(EFT) 시험을 위한 배치도

시험 준비 사진

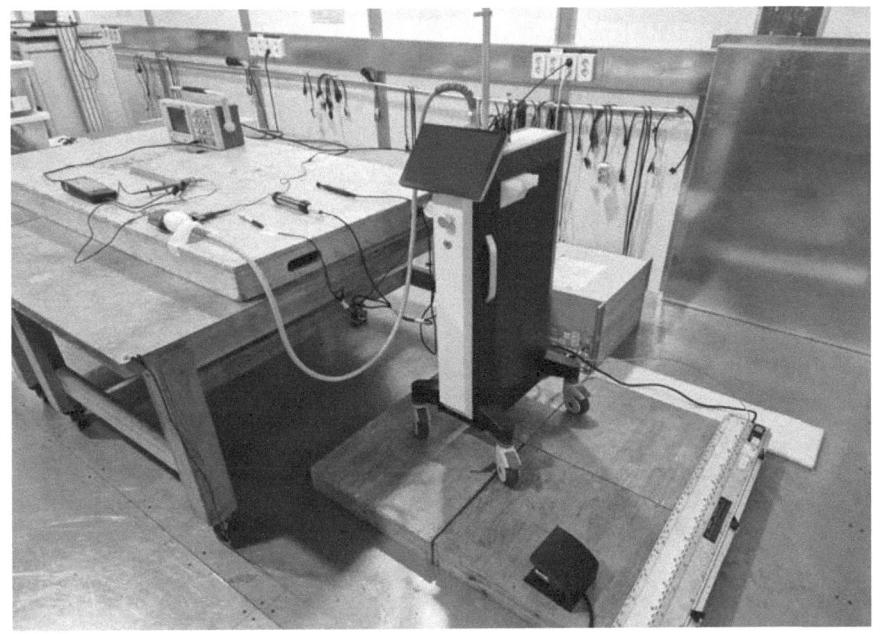

시험 배치(클램프 결합)

시험결과(예시)

시험자	NIFDS
시험 일자	2024-00-00
시험 장소	3m EMS Chamber
표준 및 시험 방법	IEC 61000-4-4:2012
시험 구성	바닥 거치형 기기
반복 주파수	100 kHz
부가 정보	N/A

전기적 빠른 과도현상/버스트 내성 시험 결과

Port	Coupling	Level [kV]	극성	작동 모드	전압 / 전류	관찰 결과
mains	CDN	2	P		220 V / 60 Hz	
mains	CDN	2	P		220 V / 60 Hz	
풋스위치	Clamp	1	N		220 V / 60 Hz	
풋스위치	Clamp	1	N		220 V / 60 Hz	

부가 정보: N/A

* 시험 결과(예시) 양식은 국제전기기술위원회(IEC) 전기기술 장비 및 부품 적합성 평가 체계(IECEE)에서 발행한 TEST REPORT FORM(TRF)를 기반으로, 내용을 재구성하여 작성하였습니다.
* 예시에서는 의료기기 업체의 설계 및 제품 특성에 따라 달라질 수 있는 항목(작동모드, 체재시간 등)을 공란으로 표기하였습니다. 시험 진행 시에는 IEC 60601-1-2에 따라 작성된 시험 계획서에 구체적인 설정이 정의되어야 합니다.

마. 서지(Surge)

1. 시험목적

스위칭과 낙뢰의 과도로 인한 과전압에 의해 발생되는 단방향성 서지에 대한 기기의 내성을 평가한다.

참고사항

□ 전원 시스템 스위칭 과도
- 커패시터 뱅크 스위칭과 같이 영향이 큰 전력 시스템의 스위칭방해
- 배전 시스템의 수용가에서의 영향이 작은 스위칭이나 부하 변동
- 사이리스터, 트랜지스터와 같은 스위칭 소자와 관련된 공진회로
- 접지 시스템에서 회로 단락과 아크방전 고장과 같은 여러 가지 시스템의 고장

□ 낙뢰 과도
- 외부 회로(옥외)에 떨어진 직접 낙뢰에 의해 대전류가 주입되어 접지 저항 또는 외부 회로의 임피던스에 흘러 발생되는 전압
- 간접 낙뢰(즉, 구름 사이나 구름 내부 또는 구름 근처의 물체에 만들어진 전자장의 낙뢰)에 의해 전압/전류가 도체의 외부 및/또는 건물 내부에 유도되는 것
- 설비 접지 시스템의 공통 접지 경로에 직접적인 지표 방전 결합에 의한 낙뢰 접지 전류의 흐름

2. 시험장비

- 조합파 발생기, 감결합 회로망
- EFT/버스트 IEC 61000-4-4, 서지 IEC 61000-4-5, 전압강하 및 순시정전 IEC 61000-4-11 시험은 동일한 시험 장비 및 시설을 사용

참고사항

□ 조합파 발생기

출력 파형을 발생키시며 그 출력 파형은 EUT에 적용되는 지점에서 규정을 만족해야한다.

- 극성: 양극/음극
- 위상 변이: EUT의 교류 선로의 위상각에 대해 0°에서 360° 범위를 가지며, 허용오차는
±10°이다.
- 반복률: 분당 1회 또는 그 이상
- 개방회로 최대 출력 전압: 0.5 kV부터 요구된 시험 레벨까지 조정 가능
- 서지 파형
- 출력 전압 설정 허용오차

표 24. 파형 파라미터

	전반시간 T_f (μs)	지속시간 T_d (μs)
개방회로 전압	$T_f = 1.67 \times T = (1.2 \pm 30\%)$	$T_d = T_w = (50 \pm 20\%)$
개방회로 전류	$T_f = 1.25 \times T_r = (8 \pm 20\%)$	$T_d = 1.18 \times T_w = (20 \pm 20\%)$

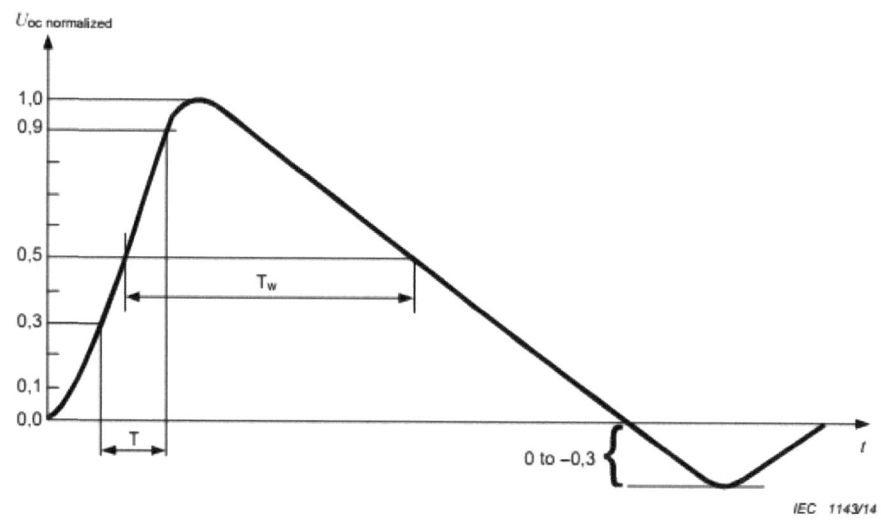

Front time: $T_f = 1.67 \times T = 1.2\ \mu s \pm 30\%$
Duration: $T_d = T_w = 50\ \mu s \pm 20\%$

그림 20. 전압 파형

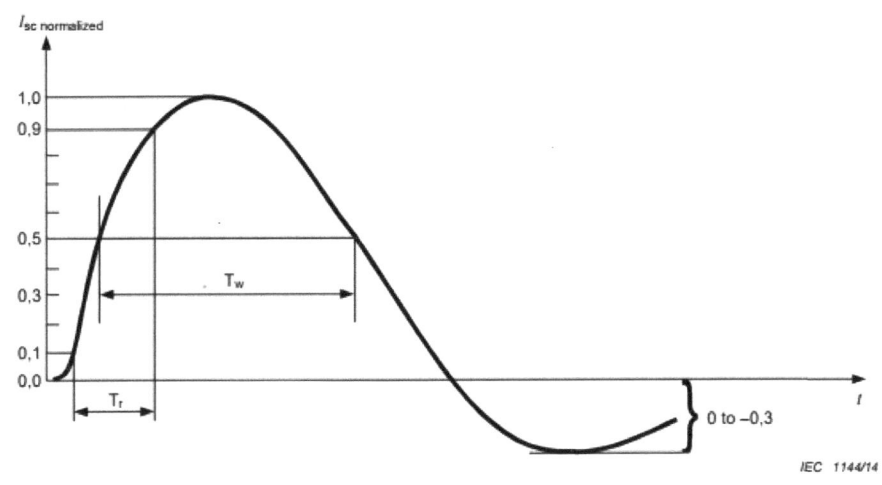

Front time: $T_f = 1.25 \times T_r = 8\ \mu s \pm 20\ \%$
Duration: $T_d = 1.18 \times T_w = 20\ \mu s \pm 20\ \%$

그림 21. 전류 파형

표 25. 개방회로 첨두 전압과 단락회로 첨두 전류 사이의 관계

발생기 출력에서 개방회로 첨두 전압 ± 10 %	발생기 출력에서 단락회로 첨두 전류 ± 10 %
0.5 kV	0.25 kA
1.0 kV	0.5 kA
2.0 kV	1.0 kA
4.0 kV	2.0 kA

□ 감결합 회로망

교류 또는 직류 전원 선로에서, 감결합 회로망은 서지 파형에 비해 비교적 높은 임피던스를 제공하며, 동시에 피시험기기에 전류가 흐르도록한다. 이 임피던스는 결합/감결합 회로망의 출력에서 전압 파형이 나타날 수 있게 하며 서지 전류가 교류 또는 직류 전원으로 역류하는 것을 방지한다.

3. 시험환경

가) 시험실 기준 조건

기후조건은 피시험기기(EUT) 및 시험장비의 작동에 대해 각 제조업체에서 지정한 한계 내에 있어야 한다. 상대 습도가 너무 높아서 피시험기기(EUT)나 시험 장비에 응축이 발생할 경우 시험을 수행해서는 안 된다.

전자기 조건은 시험결과에 영향을 미치지 않도록 피시험기기(EUT)의 올바른 작동을 보장해야 한다.

4. 시험기준

가) IEC 60601-1-2:2020 Ed 4.1

포트	현상	EMC 기본표준	내성시험 레벨	
			전문 보건의료 시설 환경	홈헬스케어 환경
입력 a.c. 전력 단자	서지[a),b),c)] 선간	IEC 61000-4-5	±0.5 kV, ±1 kV	
	서지[a),b),c),d)] 선-접지 간	IEC 61000-4-5	±0.5 kV, ±1 kV, ±2 kV	
입력 d.c. 전력 단자	서지[e),f),g)] 선간	IEC 61000-4-5	±0.5 kV, ±1 kV	
	서지[e),f),g)] 선-접지 간	IEC 61000-4-5	±0.5 kV, ±1 kV, ±2 kV	
SIP/SOP 단자	서지[h)] 선-접지 간	IEC 61000-4-5	±2 kV	

[a)] 시험이 진행되는 동안 모든 ME 기기 및 ME 시스템 케이블을 부착한다.
[b)] 정격 입력 전류가 16 A/상를 초과하는 ME 기기 및 ME 시스템은 모든 각도 와 상에서 동시에 250/300 사이클당 한 번씩 중단시켜야 한다. 백업 배터리가 있는 ME 기기 및 ME 시스템은 시험 후에 라인 전력 동작을 재개해야 한다. 정격 입력 전류가 16 A/상 이하인 ME 기기 및 ME 시스템은 모든 상을 동시에 중단시켜야 한다.
[c)] 정격 입력 전류 16 A/상 이하의 ME 기기 및 ME 시스템과 정격 입력 전류가 16 A/상를 초과하는 ME 기기 및 ME 시스템에 적용된다.
[d)] Class II ME 기기 및 ME 시스템에는 해당 사항 없음.
[e)] 이 시험은 3m가 넘는 케이블에 영구적으로 연결되는 용도의 모든 DC 포트에 적용된다.
[f)] 시험이 진행되는 동안 모든 ME 기기 및 ME 시스템 케이블을 부착해야 한다.
[g)] 직접 결합 방식을 사용해야 한다.
[h)] 이 시험은 옥외 케이블에 직접 연결하는 용도의 출력 라인에만 적용된다.

나) IEC 61326-1:2020 Ed 3.0

환경	포트	현상	기본 표준	시험 값	판정 기준
기본 전자파 환경	교류 전원 (보호접지 포함)	서지	IEC 61000-4-5	±0.5 kV 선간 ±1 kV 선접지간	B
	직류 전원[a],[b] (보호접지 포함)	서지	IEC 61000-4-5	±0.5 kV 선간 ±1 kV 선접지간	B
	I/O 신호/제어[b] (기능성 접지 포함)	서지[c]	IEC 61000-4-5	±1 kV 선접지간	B
	주 전원에 직접 연결되는 I/O 신호/제어[b]	서지[c]	IEC 61000-4-5	±0.5 kV 선간 ±1 kV 선접지간	B
산업 전자파 환경	교류 전원 (보호접지 포함)	서지	IEC 61000-4-5	±1 kV 선간 ±2 kV 선접지간	B
	직류 전원[a],[b] (보호접지 포함)	서지	IEC 61000-4-5	±1 kV 선간 ±2 kV 선접지간	B
	I/O 신호/제어[b] (기능성 접지 포함)	서지[c]	IEC 61000-4-5	±1 kV 선접지간	B
	주 전원에 직접 연결되는 I/O 신호/제어[b]	서지[c]	IEC 61000-4-5	±1 kV 선간 ±2 kV 선접지간	B
제어된 전자파 환경	교류 전원 (보호접지 포함)	서지	IEC 61000-4-5	±0.5 kV 선간 ±1 kV 선접지간	B

[a] 선이 3 m를 초과하는 경우에만 해당된다.
[b] 2차 회로(AC 주 전원 공급 장치로부터 절연됨)가 일시적인 과전압(즉, 안정적으로 접지되고 용량 필터링 된 DC 2차 회로)의 영향을 받지 않는 저전압 DC 공급 장치(60 V 이하)에 연결되도록 고안된 DC 전원 포트는 I/O 신호/제어 포트로 간주된다.
[c] 장거리 선로에만 해당된다.

다) IEC 61326-2-6:2020 Ed 3.0

환경	포트	현상	기본표준	시험 값	판정 기준
전문 보건의료 시설 환경	교류 전원 (보호접지 포함)	서지	IEC 61000-4-5	±0.5 kV 선간 ±1 kV 선접지간	B
	직류 전원[a),b)] (보호접지 포함)	서지	IEC 61000-4-5	±0.5 kV 선간 ±1 kV 선접지간	B
	I/O 신호/제어[b)] (기능성 접지 포함)	서지[b)]	IEC 61000-4-5	±1 kV 선접지간	B
	주 전원에 직접 연결되는 I/O 신호/제어[b)]	서지[d)]	IEC 61000-4-5	±0.5 kV 선간 ±1 kV 선접지간	B
홈헬스 케어 환경	교류 전원 (보호접지 포함)	서지[a)]	IEC 61000-4-5	±0.5 kV, ±1 kV 선간 ±0.5 kV, ±1 kV, ±2 kV 선접지간	B
	직류 전원과 I/O 신호/제어[a),c)] (보호접지 포함)	서지[a)]	IEC 61000-4-5	±0.5 kV, ±1 kV 선간 ±0.5 kV, ±1 kV, ±2 kV 선접지간	B

[a] 선이 3 m를 초과하는 경우에만 해당된다.
[b] 2차 회로(AC 주 전원 공급 장치로부터 절연됨)가 일시적인 과전압(즉, 안정적으로 접지되고 용량 필터링 된 DC 2차 회로)의 영향을 받지 않는 저전압 DC 공급 장치(60 V 이하)에 연결되도록 고안된 DC 전원 포트는 I/O 신호/제어 포트로 간주된다.
[c] DC 배전망에 연결되지 않은 장비/시스템 부분 간의 DC 연결은 I/O 신호/제어포트(USB 충전 및 통신 결합)로 간주된다. 예를 들어 USB 연결을 전원으로만 사용하는 경우 DC 전원에 속한다.
[d] 장거리 선로에만 해당된다.

5. 시험방법

① 시험계획에 기초하여 수행한다.
② 다른 언급이 없다면 2 m 이하의 길이를 갖는 전원선을 사용한다.
③ 정격 전류와 맞는 감결합 회로망을 연결한다.
④ 시험 횟수는 각 지점(음극/양극, 위상, 레벨, 포트)에서 적어도 5회 반복한다.
⑤ 반복시간은 최대 1분당 1회이다.
⑥ 시험계획문서에 제시된 모니터링 방법, 적합/부적합 기준에 따라 결과를 확인한다.

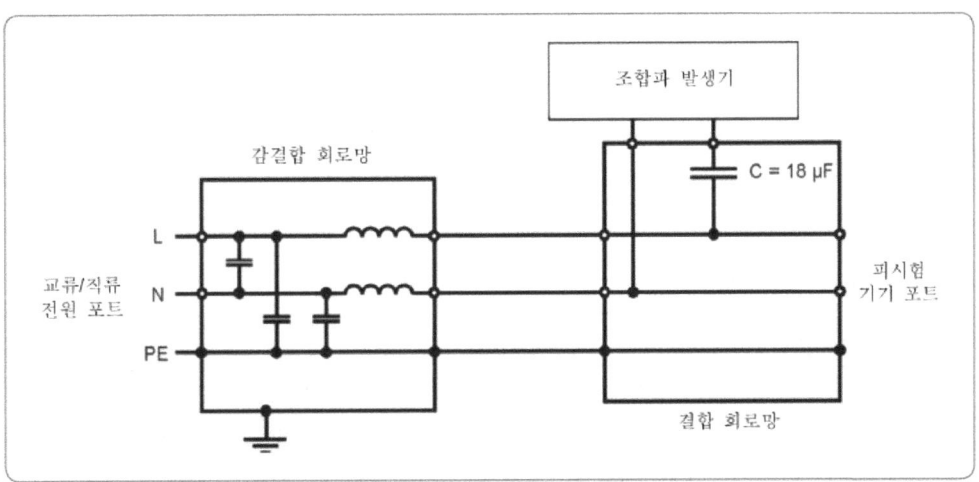

그림 22. AC/DC 전원선 선로 대 선로 결합에서 용량성 결합에 대한 시험 배치의 예: 선로-선로 결합

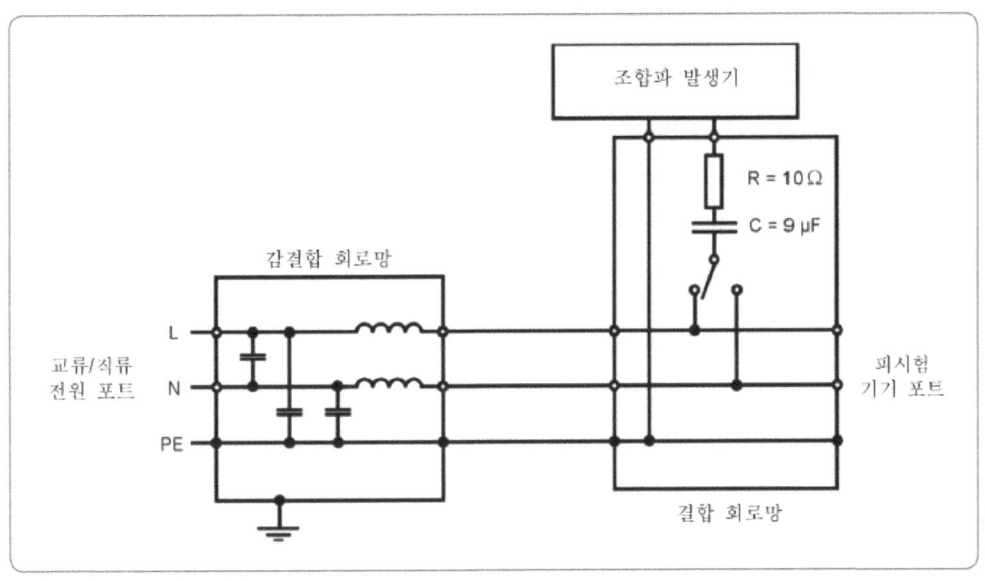

그림 23. AC/DC 전원선 선로 대 접지 결합에서 용량성 결합에 대한 시험 배치의 예: 선로-접지 결합

시험 준비 사진

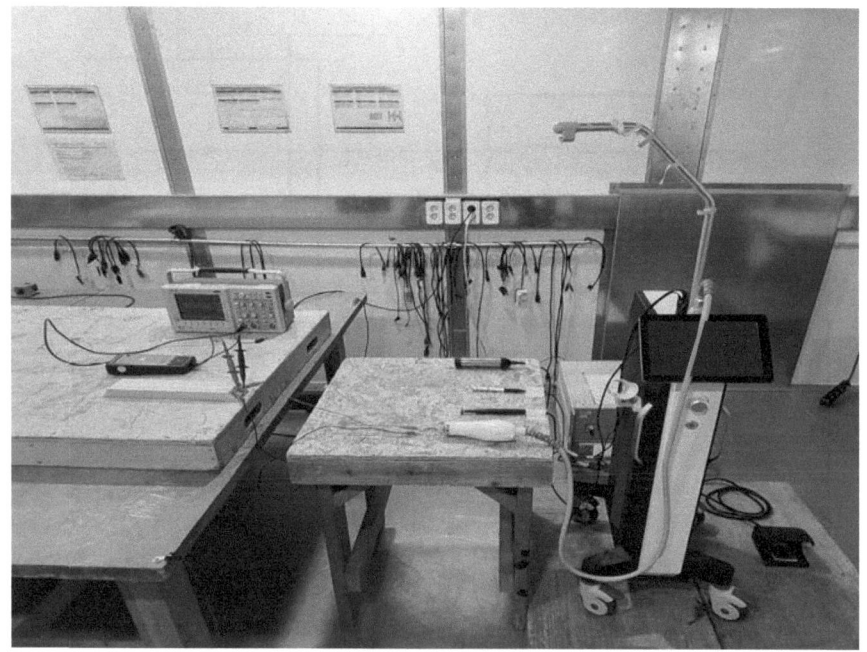

시험 배치

시험결과(예시)

시험자	NIFDS
시험 일자	2024-00-00
시험 장소	EMS Test Room
표준 및 시험 방법	IEC 61000-4-5:2014+A1:2017
시험 구성	바닥 거치형 기기
반복 주기	1/min
각 결합당 펄스 수	5
부가 정보	N/A

서지 내성 시험 결과									
Port	Coupling	CDN (figure no.)	Level [kV]	극성	Phase angles[°]	작동 모드	전압 / 전류	관찰 결과
AC 전원	L1-N	Mains	0.5	P	0, 90, 180, 270		220 V / 60 Hz	
AC 전원	L1-N	Mains	0.5	N	0, 90, 180, 270		220 V / 60 Hz	
AC 전원	L1-N	Mains	1	P	0, 90, 180, 270		220 V / 60 Hz	
AC 전원	L1-N	Mains	1	N	0, 90, 180, 270		220 V / 60 Hz	
AC 전원	L1-PE N-PE	Mains	0.5	P	0, 90, 180, 270		220 V / 60 Hz	
AC 전원	L1-PE N-PE	Mains	0.5	N	0, 90, 180, 270		220 V / 60 Hz	
AC 전원	L1-PE N-PE	Mains	1	P	0, 90, 180, 270		220 V / 60 Hz	
AC 전원	L1-PE N-PE	Mains	1	N	0, 90, 180, 270		220 V / 60 Hz	
AC 전원	L1-PE N-PE	Mains	2	P	0, 90, 180, 270		220 V / 60 Hz	
AC 전원	L1-PE N-PE	Mains	2	N	0, 90, 180, 270		220 V / 60 Hz	

Polarity: P = Positive, N = Negative
CDN: Mains=Mains Coupling Network, Signal/Control: F9=Figure No.9 from IEC 61000-4-5

부가 정보: N/A

* 시험 결과(예시) 양식은 국제전기기술위원회(IEC) 전기기술 장비 및 부품 적합성 평가 체계(IECEE)에서 발행한 TEST REPORT FORM(TRF)를 기반으로, 내용을 재구성하여 작성하였습니다.
* 예시에서는 의료기기 업체의 설계 및 제품 특성에 따라 달라질 수 있는 항목(작동모드, 체재시간 등)을 공란으로 표기하였습니다. 시험 진행 시에는 IEC 60601-1-2에 따라 작성된 시험 계획서에 구체적인 설정이 정의되어야 합니다.

바. 전도성 RF 장해 내성(CS)

1. 시험목적

전기 및 전자 기기의 성능이 RF 필드에 의해 유도된 전도성 방해의 영향을 받을 때. 그 내성 평가에 대한 일반적인 기준을 확인하는 것이다.

2. 시험장비

시험 발생기, 결합 및 감결합 장치

3. 시험환경

가) 시험실 기준 조건

기후조건은 피시험기기(EUT) 및 시험장비의 작동에 대해 각 제조업체에서 지정한 한계 내에 있어야 한다. 상대 습도가 너무 높아서 피시험기기(EUT)나 시험 장비에 응축이 발생할 경우 시험을 수행해서는 안 된다. 전자기 조건은 시험결과에 영향을 미치지 않도록 피시험기기(EUT)의 올바른 작동을 보장해야 한다.

4. 시험기준

가) IEC 60601-1-2:2020 Ed 4.1

포트	현상	내성시험 레벨	
		전문 보건의료시설 환경	홈헬스케어 환경
입력 a.c. 전력 단자	RF 전자기장에 의해 유도되는 전도성 방해[a),b),c)]	3 $V^{d)}$ 0.15 MHz ~ 80 MHz 0.15 MHz ~ 80 MHz의 ISM 대역[f)] 에서 6 $V^{d)}$ 1 kHz에서 80% $AM^{e)}$	3 $V^{d)}$ 0.15 MHz ~ 80 MHz 0.15 MHz ~ 80 MHz의 ISM 대역 및 아마추어 무선 대역[f)] 에서 6 $V^{d)}$ 1 kHz에서 80% $AM^{e)}$
입력 d.c. 전력 단자	RF 전자기장에 의해 유도되는 전도성 방해[g),h),b)]		
환자 결합 단자	RF 전자기장에 의해 유도되는 전도성 방해[i)]		
SIP/SOP 단자	RF 전자기장에 의해 유도되는 전도성 방해[a),b),j),k)]		

[a)] 전류 주입 클램프의 교정은 150 Ω 시스템에서 수행해야 한다.
[b)] 주파수 스탭(frequency stepping)이 ISM 또는 아마추어무선 대역을 건너뛸 경우, ISM 또는 아마추어무선 대역의 추가적인 시험 주파수를 적용해야 한다. 이는 규정된 주파수 범위 내에 있는 ISM 대역과 아마추어무선 대역에 각각 적용된다.
[c)] 정격 입력 전류 16 A/상 이하의 ME 기기 및 ME 시스템과 정격 입력전류가 16 A/상을 초과하는 ME 기기 및 ME 시스템에 적용된다.
[d)] r.m.s.(변조를 적용하기 전)
[e)] 위험관리 프로세스에서 또 다른 변조 주파수가 식별되었다면 해당 주파수에서 시험을 수행해도 무방하다.
[f)] 0.15 MHz에서 80 MHz 사이의 ISM(산업, 과학 및 의료) 대역은 6.765 MHz ~ 6.795 MHz, 13.553 MHz ~ 13.567 MHz, 26.957 MHz ~ 27.283 MHz 및 40.66 MHz ~ 40.70 MHz이다. 0.15 MHz에서 80 MHz 사이의 아마추어무선 대역은 1.8 MHz ~ 2.0 MHz, 3.5 MHz ~ 4.0 MHz, 5.3 MHz ~ 5.4 MHz, 7 MHz ~ 7.3 MHz, 10.1 MHz to 10.15 MHz, 14 MHz ~ 14.2 MHz, 18.07 MHz ~ 18.17 MHz, 21.0 MHz ~ 21.4 MHz, 24.89 MHz ~ 24.99 MHz, 28.0 MHz ~ 29.7 MHz 그리고 50.0 MHz ~ 54.0 MHz이다.
[g)] 이 시험은 3m가 넘는 케이블에 영구적으로 연결되는 용도의 모든 DC 포트에 적용된다.
[h)] 다음과 같은 내부전원형 ME 기기는 이 시험으로부터 면제된다. 즉, 배터리 충전 중에는 기기 사용이 불가능하고 최대 치수(규정된 케이블 최대 길이를 포함하여)가 0.4m 미만이며, 접지/통신시스템/기타 기기 또는 환자와의 연결부가 없는 것.
[i)] 다음 사항이 적용된다.
  - 환자 결합 케이블은 개별적 또는 모두 묶어서 시험해야 한다.
  - 전류 클램프가 적합한 경우, 환자 결합 케이블은 전류 클램프를 사용하여 시험해야 한다. 전류 클램프가 적합하지 않은 경우에는 EM 클램프를 사용해야 한다.
  - 어떤 경우든 주입 지점과 환자 결합점 사이에 의도적인 분리 장치를 사용해서는 안 된다.
  - 위험관리 프로세스에서 또 다른 변조 주파수가 식별되었다면 해당 주파수에서 시험을 수행해도 무방하다.
  - 튜브가 의도적으로 도전성 액체로 채워지고 환자에게 연결하기 위한 것이라면 환자 결합 케이블로 간주해야 한다.
  - 주파수 스탭이 ISM 또는 아마추어무선 대역을 건너뛸 경우, ISM 또는 아마 추어무선 대역의 추가적인 시험 주파수를 사용해야 한다. 이는 규정된 주파수 범위 내에 있는 ISM 대역과 아마추어무선 대역에 각각 적용된다.
  - 0.15 MHz에서 80 MHz 사이의 ISM(산업, 과학 및 의료) 대역은 6.765 MHz ~ 6.795 MHz, 13.553 MHz ~ 13.567 MHz, 26.957 MHz ~ 27.283 MHz 및 40.66 MHz ~ 40.70 MHz이다. 0.15 MHz에서 80 MHz 사이의 아마추어무선 대역은 1.8 MHz ~ 2.0 MHz, 3.5 MHz ~ 4.0 MHz, 5.3 MHz ~ 5.4 MHz, 7 MHz ~ 7.3 MHz, 10.1 MHz to 10.15 MHz, 14 MHz ~ 14.2 MHz, 18.07 MHz ~ 18.17 MHz, 21.0 MHz ~ 21.4 MHz, 24.89 MHz ~ 24.99 MHz, 28.0 MHz ~ 29.7 MHz 그리고 50.0 MHz ~ 54.0 MHz이다.
[j)] 수정된 시작 주파수, 케이블 길이 및 기기 크기는 IEC 61000-4-6:2013의 부 속서 B를 참조한다.
[k)] 최대 케이블 길이가 1 m 미만인 SIP/SOPS는 제외된다.

나) IEC 61326-1:2020 Ed 3.0

환경	포트	현상	시험 값	판정 기준
기본 전자파 환경	교류 전원 (보호접지 포함)	유도되는 RF	3 V (150 kHz~80 MHz)	A
	직류 전원[a),b)] (보호접지 포함)	유도되는 RF	3 V (150 kHz~80 MHz)	A
	I/O 신호/제어[b)] (기능성 접지 포함)	유도되는 RF[a)]	3 V (150 kHz~80 MHz)	A
	주 전원에 직접 연결되는 I/O 신호/제어[b)]	유도되는 RF[a)]	3 V (150 kHz~80 MHz)	A
산업 전자파 환경	교류 전원 (보호접지 포함)	유도되는 RF	3 V (150 kHz~80 MHz), 비고 참조	A
	직류 전원[a),b)] (보호접지 포함)	유도되는 RF	3 V (150 kHz~80 MHz) 비고 참조	A
	I/O 신호/제어[b)] (기능성 접지 포함)	유도되는 RF[a)]	3 V (150 kHz~80 MHz) 비고 참조	A
	주 전원에 직접 연결되는 I/O 신호/제어[b)]	유도되는 RF[a)]	3 V (150 kHz~80 MHz) 비고 참조	A
제어된 전자파 환경	교류 전원 (보호접지 포함)	유도되는 RF	1 V (150 kHz~80 MHz)	A
	직류 전원[a),b)] (보호접지 포함)	유도되는 RF	1 V (150 kHz~80 MHz)	A
	I/O 신호/제어[b)] (기능성 접지 포함)	유도되는 RF[a)]	1 V (150 kHz~80 MHz)	A

〈비고〉 이 표에서 고려되는 기기는 일반적으로 금속 구조물에 케이블이 배열된 산업 설비에 사용된다. 이는 전자기장이 케이블에 결합하는 것을 줄여 일반 내성 표준 IEC 61000-6-2에 제공된 것과 비교하여 낮은 내성 수준을 정당화한다. 3V 레벨은 내성 문제없이 15년 이상 사용되므로 충분한 것으로 입증되었다.

[a] 선이 3 m를 초과하는 경우에만 해당된다.
[b] 2차 회로(AC 주 전원 공급 장치로부터 절연됨)가 일시적인 과전압(즉, 안정적으로 접지되고 용량 필터링 된 DC 2차 회로)의 영향을 받지 않는 저전압 DC 공급 장치(60 V 이하)에 연결되도록 고안된 DC 전원 포트는 I/O 신호/제어 포트로 간주된다.

다) IEC 61326-2-6:2020 Ed 3.0

환경	포트	현상	기본표준	시험 값	판정 기준
전문 보건의료 시설 환경	교류 전원 (보호접지 포함)	유도되는 RF	IEC 61000-4-6	3 V (150 kHz~80 MHz)	A
	직류 전원[a),b] (보호접지 포함)	유도되는 RF	IEC 61000-4-6	3 V (150 kHz~80 MHz)	A
	I/O 신호/제어[b] (기능성 접지 포함)	유도되는 RF[a]	IEC 61000-4-6	3 V (150 kHz~80 MHz)	A
	주 전원에 직접 연결되는 I/O 신호/제어[b]	유도되는 RF[a]	IEC 61000-4-6	3 V (150 kHz~80 MHz)	A
홈헬스 케어 환경	교류 전원	유도되는 RF	IEC 61000-4-6	3 V (150 kHz~80 MHz) 6 V (150 kHz~80 MHz) ISM/아마추어 무선통신 80% AM @ 1 kHz	A
	직류 전원과 I/O 신호/제어[a),c] (보호접지 포함)	유도되는 RF	IEC 61000-4-6	3 V (150 kHz~80 MHz) 6 V (150 kHz~80 MHz) ISM/아마추어 무선통신 80% AM @ 1 kHz	A

[a] 선이 3 m를 초과하는 경우에만 해당된다.
[b] 2차 회로(AC 주 전원 공급 장치로부터 절연됨)가 일시적인 과전압(즉, 안정적으로 접지되고 용량 필터링 된 DC 2차 회로)의 영향을 받지 않는 저전압 DC 공급 장치(60 V 이하)에 연결되도록 고안된 DC 전원 포트는 I/O 신호/제어 포트로 간주된다.
[c] DC 배전망에 연결되지 않은 장비/시스템 부분 간의 DC 연결은 I/O 신호/제어포트(USB 충전 및 통신 결합)로 간주된다. 예를 들어 USB 연결을 전원으로만 사용하는 경우 DC 전원에 속한다.

5. 시험방법

① 시험계획에 기초하여 수행한다.
② 시험배치
- 피시험기기(EUT)를 기준 접지면에서 (0.1 ± 0.05) m 높이에 있는 절연 지지대 위에 위치시킨다.
- 피시험기기(EUT)에서 나오는 모든 케이블은 기준 접지면에서 최소 30 mm 이상의 높이에 고정시켜야한다.
- 결합 및 감결합 장치가 요구되는 경우, 그 장치는 피시험기기(EUT)에서 0.1 m ~ 0.3 m 거리에 놓아야한다.

③ 주입방법을 결정한다.
④ 스텝 크기는 바로 전 주파수 값의 1 %를 넘지 않아야 하고 각각의 주파수에서 진폭 변조 반송파의 체재 시간은 EUT에 신호를 인가하여 응답하기까지 필요한 시간보다 작아서는 안된다. (어떤 경우에도 1초 이하이어서는 안된다.)
⑤ 결정된 신호 레벨을 사용하고 1 kHz 사인파로 80 % 진폭 변조된 방해 신호를 인가한다.
⑥ 시험계획문서에 제시된 모니터링 방법, 적합/부적합 기준에 따라 결과를 확인한다.

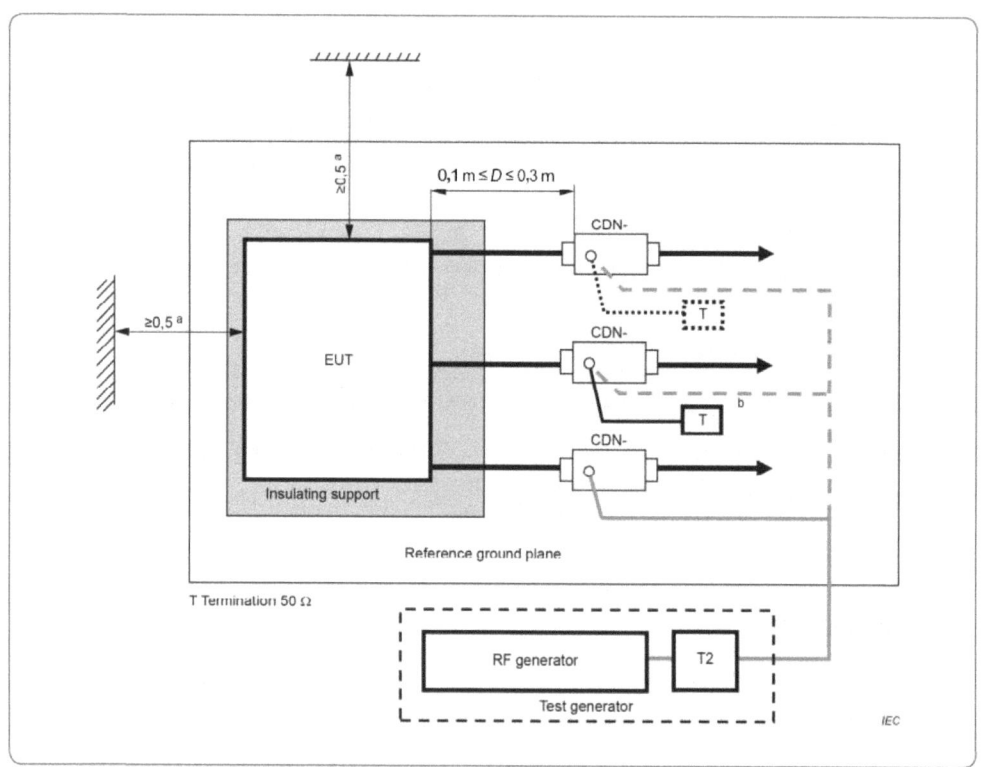

그림 24. 전도성 RF 장해 내성(CS) 시험 배치의 예

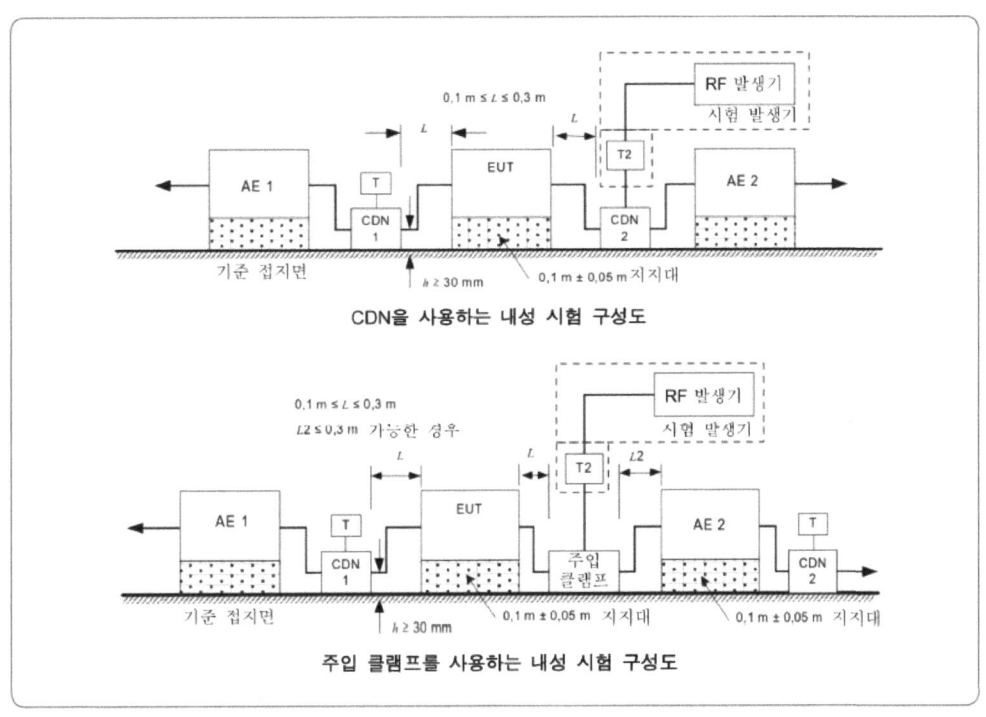

그림 25. 전도성 RF 장해 내성(CS) 시험 배치의 예

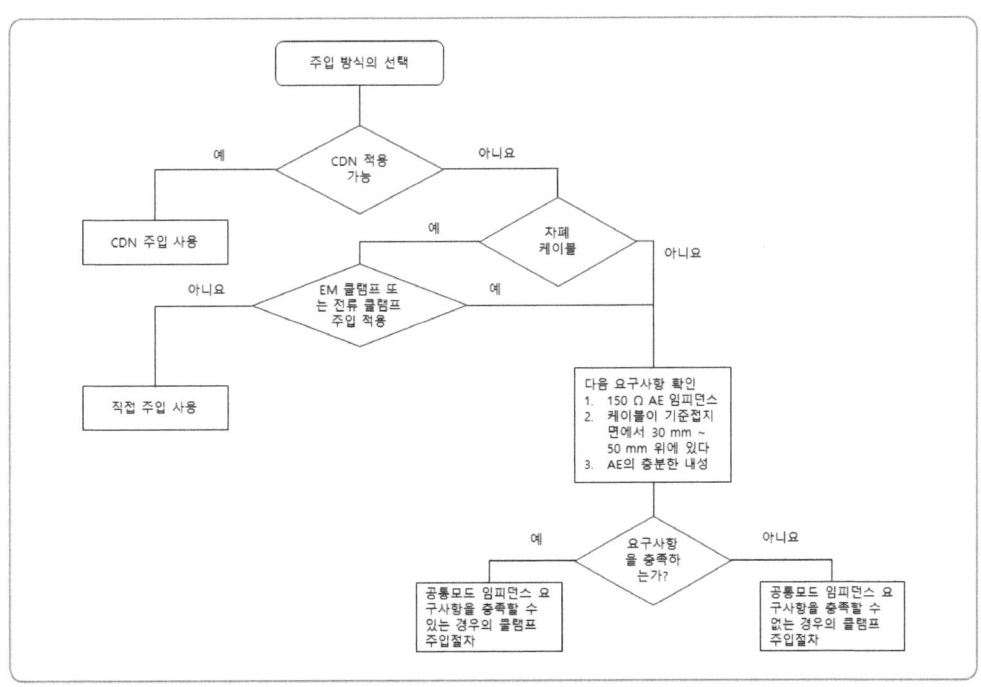

그림 26. 전휴 주입방법의 결정

시험 준비 사진

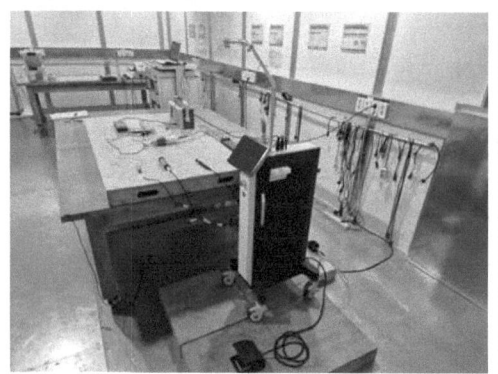
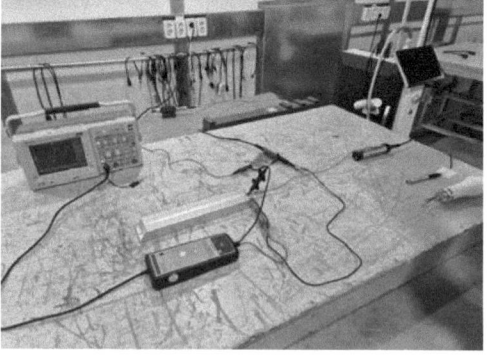

시험 배치(전원 인가)   시험 배치(핸드피스 인가)

시험결과(예시)

시험자	NIFDS
시험 일자	2024-00-00
시험 장소	EMS Test Room
표준 및 시험 방법	IEC 61000-4-6:2013
시험 구성	바닥 거치형 기기
변조	80 % AM with 1 kHz
Step size	1 %
부가 정보	N/A

전도성 RF 장해 내성 시험결과

주파수 범위	시험레벨	시험포트	CDN 종류	케이블길이	작동 모드	전압 / 전류	관찰 결과
0.15 - 80 MHz	3	AC 전원	M3			220 V / 60 Hz	
0.15 - 80 MHz	3	풋스위치	CLAMP			220 V / 60 Hz	
0.15 - 80 MHz	3	핸드피스	CLAMP			220 V / 60 Hz	
ISM bands	6	AC 전원	M3			220 V / 60 Hz	
ISM bands	6	풋스위치	CLAMP			220 V / 60 Hz	
ISM bands	6	핸드피스	CLAMP			220 V / 60 Hz	

Polarity: P = Positive, N = Negative

부가 정보: N/A

* 시험 결과(예시) 양식은 국제전기기술위원회(IEC) 전기기술 장비 및 부품 적합성 평가 체계(IECEE)에서 발행한 TEST REPORT FORM(TRF)를 기반으로, 내용을 재구성하여 작성하였습니다.

* 예시에서는 의료기기 업체의 설계 및 제품 특성에 따라 달라질 수 있는 항목(작동모드, 체재시간 등)을 공란으로 표기하였습니다. 시험 진행 시에는 IEC 60601-1-2에 따라 작성된 시험 계획서에 구체적인 설정이 정의되어야 합니다.

사. 전원주파수 자기장(MFS)

1. 시험목적

장비의 특정 위치 및 설치조건과 관련된 전원주파수 자기장에 노출되었을 때 기기의 내성을 입증하기 위함이다. 전원주파수 자기장은 도체 내의 전원주파수 전류에 의해 생성되거나, 드물게는 기기 근처의 다른 장치(예: 변압기 누설)에 의해 생성된다.

2. 시험장비

전류원, 시험 발생을 위한 유도코일

3. 시험환경

가) 시험실 기준 조건

기후조건은 피시험기기(EUT) 및 시험장비의 작동에 대해 각 제조업체에서 지정한 한계 내에 있어야 한다. 상대 습도가 너무 높아서 피시험기기(EUT)나 시험 장비에 응축이 발생할 경우 시험을 수행해서는 안 된다. 전자기 조건은 시험 결과에 영향을 미치지 않도록 피시험기기(EUT)의 올바른 작동을 보장해야 한다. 특히, 시험실의 전원주파수 자기장 값은 선택된 시험 레벨보다 최소 20 dB 낮아야 한다.

4. 시험기준

가) IEC 60601-1-2:2020 Ed 4.1

현상	EMC 기본표준 또는 시험방법	내성시험 레벨	
		전문 보건의료시설 환경	홈헬스케어 환경
정격 전원주파수 자기장[a]	IEC 61000-4-8	30 A/m 50 Hz 또는 60 Hz	

[a] 자기적으로 민감한 부품 또는 회로를 포함하는 ME 기기 및 ME 시스템에만 적용된다.

나) IEC 61326-1:2020 Ed 3.0

환경	현상	기본표준	시험 값	판정기준
기본 전자파 환경	전원 주파수 자기장[b]	IEC 61000-4-8	3 A/m (50 Hz, 60 Hz)	A
산업 전자파 환경	전원 주파수 자기장[b]	IEC 61000-4-8	30 A/m (50 Hz, 60 Hz)	A

[b] 자기적으로 민감한 기기에만 해당된다.

다) IEC 61326-2-6:2020 Ed 3.0

환경	현상	기본표준	시험 값	판정기준
전문 보건의료시설 환경	전원 주파수 자기장	IEC 61000-4-8	3 A/m (50 Hz, 60 Hz)	A
홈헬스케어 환경	전원 주파수 자기장	IEC 61000-4-8	30 A/m (50 Hz, 60 Hz)	A

5. 시험방법

① 시험계획에 기초하여 수행한다.
② 시험실에 있는 모든 사항은 인체 노출에 대한 요구사항을 고려하여 주의해야 한다. 인체 보호에 대한 요구사항이 없는 경우 2 m 거리를 두는 것이 좋다.
③ 그림 27과 같이 자기장에 노출한다.
④ 유도코일의 평면을 90° 회전하여 (X, Y, Z) 축 방향으로 각각 노출시킨다.
⑤ 시험계획문서에 제시된 모니터링 방법, 적합/부적합 기준에 따라 결과를 확인한다.

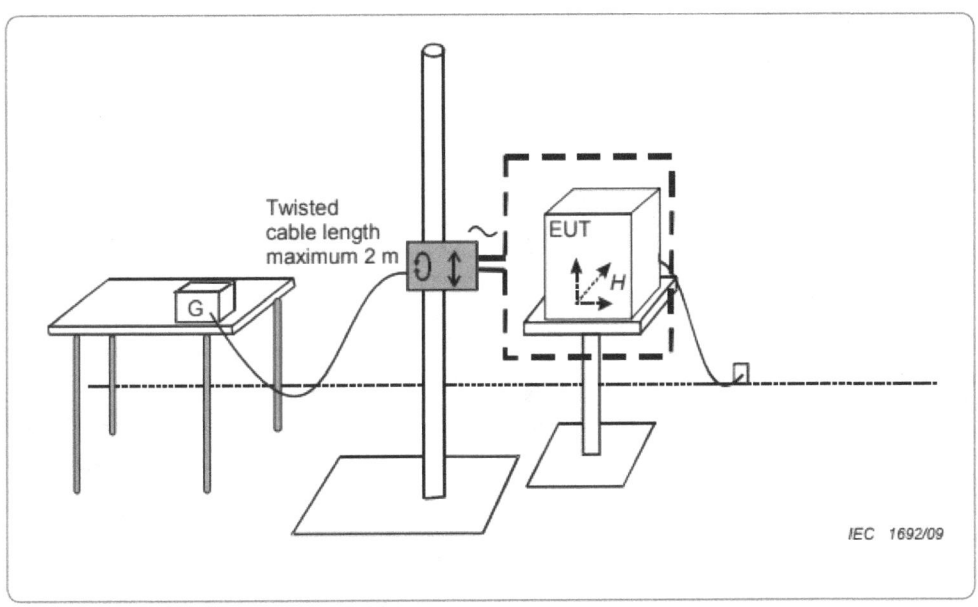

그림 27. 전원주파수 자기장(MFS) 시험을 위한 시험 배치도

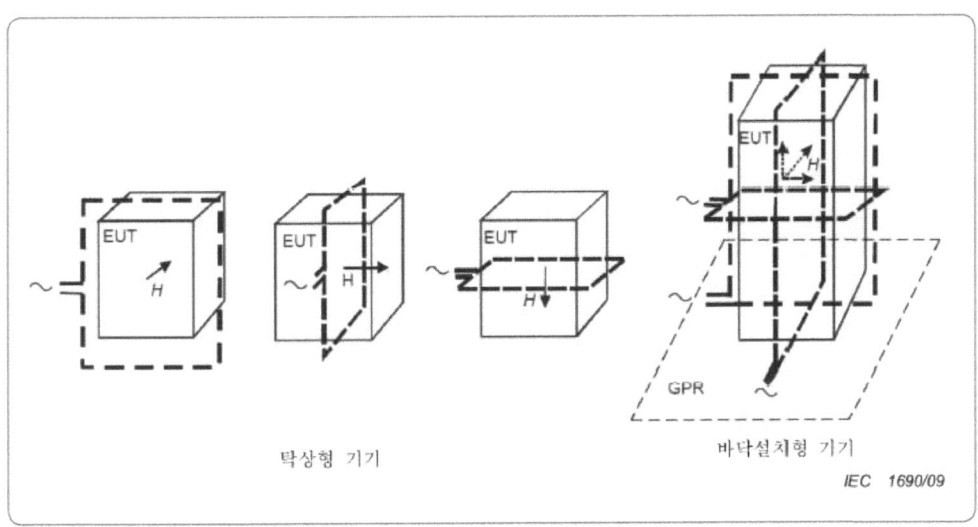

그림 28. 전원주파수 자기장(MFS) 시험을 위한 시험 배치도

시험 준비 사진

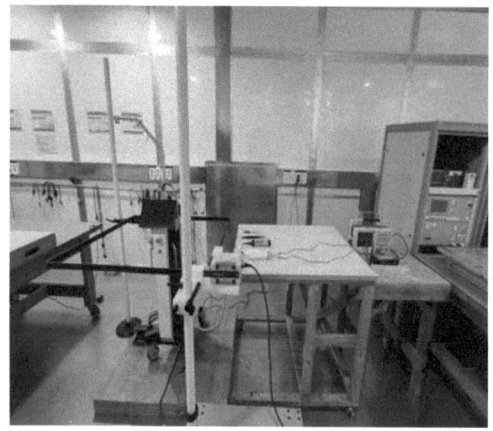

시험 배치 (X축)

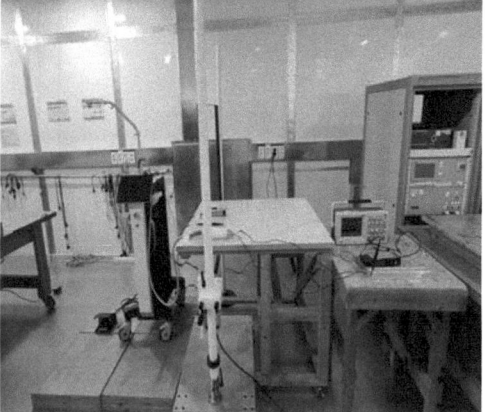

핸드피스 배치

시험결과(예시)

시험자	NIFDS
시험 일자	2024-00-00
시험 장소	EMS Test Room
표준 및 시험 방법	IEC 61000-4-8:2009
시험 구성	Single Coil. Dimensions: 1 m × 1 m
부가 정보	N/A

전원주파수 자기장 시험 결과

시험 주파수	시험 레벨 [A/m]	시험 시간 [s]	축	작동 모드	전원 전압 / 주파수	관찰 결과
60 Hz	30	60	X		220 V / 60 Hz	
60 Hz	30	60	Y		220 V / 60 Hz	
60 Hz	30	60	Z		220 V / 60 Hz	

부가 정보: N/A

* 시험 결과(예시) 양식은 국제전기기술위원회(IEC) 전기기술 장비 및 부품 적합성 평가 체계(IECEE)에서 발행한 TEST REPORT FORM(TRF)를 기반으로, 내용을 재구성하여 작성하였습니다.

* 예시에서는 의료기기 업체의 설계 및 제품 특성에 따라 달라질 수 있는 항목(작동모드, 체재시간 등)을 공란으로 표기하였습니다. 시험 진행 시에는 IEC 60601-1-2에 따라 작성된 시험 계획서에 구체적인 설정이 정의되어야 합니다.

아. 전압강하 및 순시정전(V_{dip}, $V_{interruptions}$)

1. 시험목적

본 시험은 전압강하, 순시정전 및 전압변동에 노출되었을 때 전기 및 전자 장비의 내성을 평가하기 위함이다.

2. 시험장비

시험발생기, 전원 소스

참고사항

□ **전원소스**

시험 전압의 주파수는 정격 주파수의 ±2% 이내여야 한다.

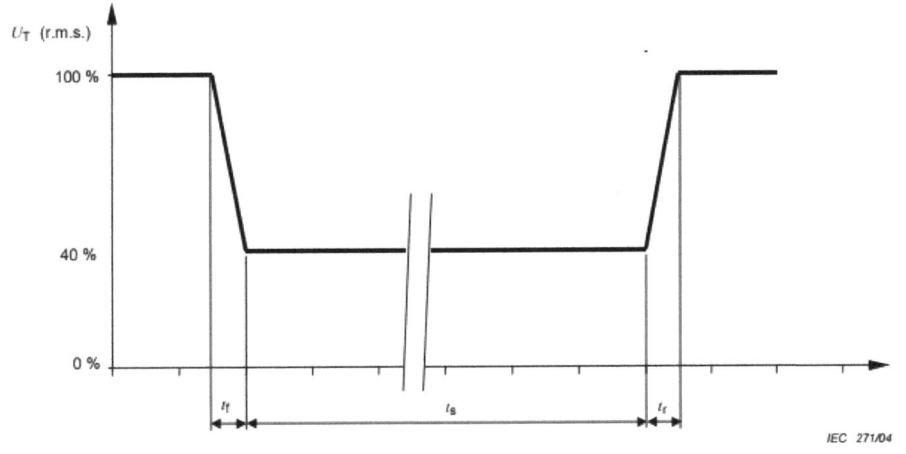

그림 29. 전압 강하의 예

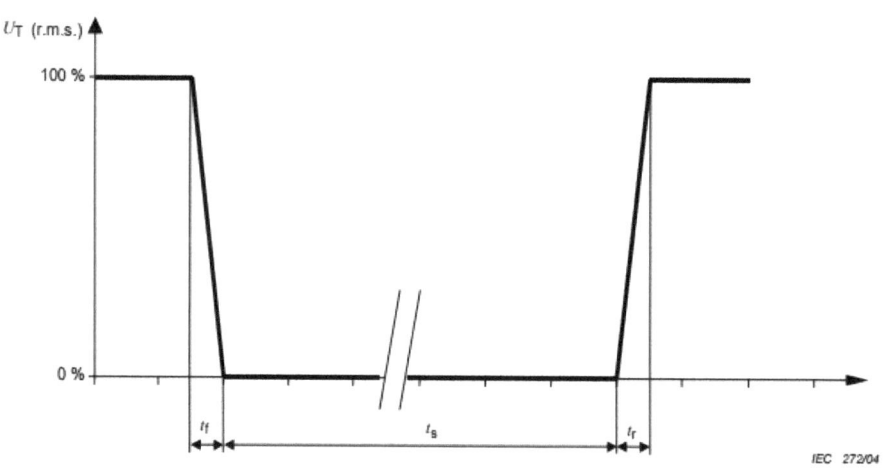

그림 30. 순간 정전의 예

3. 시험환경

가) 시험실 기준 조건

기후조건은 피시험기기(EUT) 및 시험장비의 작동에 대해 각 제조업체에서 지정한 한계 내에 있어야 한다. 상대 습도가 너무 높아서 피시험기기(EUT)나 시험 장비에 응축이 발생할 경우 시험을 수행해서는 안 된다. 시험 중에 시험에 필요한 주 전압은 2% 정확도 내에서 확인해야 한다.

4. 시험기준

가) IEC 60601-1-2:2020 Ed 4.1

포트	현상	내성시험 레벨	
		전문 보건의료시설 환경	홈헬스케어 환경
입력 a.c. 전력 단자	전압 강하[a),b),c)]	0 % UT, 0.5사이클[d] 0°, 45°, 90°, 135°, 180°, 225°, 270° 및 315°에서[e]	
		0 % UT, 1사이클 및 70 % UT, 25/30사이클[f] 단상: 0°에서	

[a] AC-DC 컨버터와 함께 사용되는 용도로 DC 전원 입력부가 포함된 ME 기기 및 ME 시스템은 ME 기기 또는 ME 시스템 제조자의 표준에 적합한 컨버터를 사용하여 시험해야 한다. 내성시험 레벨은 컨버터의 AC 전원 입력부에 인가한다.
[b] 정격 입력 전류 16 A/상 이하의 ME 기기 및 ME 시스템에 적용된다.
[c] 다중 전압 설정 또는 자동 범위 전압 기능이 있는 ME 기기와 ME 시스템의 경우 시험은 표 27(IEC 60601-1-2:2020, 표 1)에 규정된 전원 입력 전압에서 수행되어야 한다.
[d] 단상 AC 주전원에 연결된 ME 기기 및 ME 시스템에 한해 적용된다.
[e] 변압기 주전원 입력부가 있는 ME 기기에 이 시험을 적용할 경우에는 일부 위상각에서 과전류 보호장치가 동작할 수도 있다. 이는 전압 강하 후 변압기 코어의 자속 포화 때문에 발생할 수 있다. 이런 현상이 발생할 경우, ME 기기 또는 ME 시스템은 시험 수행 중 및 수행 후 기본 안전을 제공해야 한다.
[f] 예를 들어, 10/12는 50 Hz에서 10사이클 또는 60 Hz에서 12사이클을 의미한다.

나) IEC 61326-1:2020 Ed 3.0

환경	포트	현상	시험 값	판정 기준
기본 전자파 환경	교류 전원 (보호접지 포함)	전압 강하	반 사이클 동안 0 % 1 사이클 동안 0 % 25/30 사이클 동안 70 %[a]	B B C
		순간 정전	250/300 사이클 동안 0 %[a]	C
산업 전자파 환경	교류 전원 (보호접지 포함)	전압 강하	1 사이클 동안 0 % 10/12 사이클 동안 40 %[a] 25/30 사이클 동안 70 %[a]	B C C
		순간 정전	250/300 사이클 동안 0 %[a]	C

[a] 예를 들어, "25/30 사이클"은 "50 Hz 시험의 경우 25사이클" 또는 "60 Hz 시험의 경우 30사이클"을 의미한다.

다) IEC 61326-2-6:2020 Ed 3.0

환경	포트	현상	시험 값	판정 기준
전문 보건의료시설 환경	교류 전원 (보호접지 포함)	전압 강하	반 사이클 동안 0 % 1 사이클 동안 0 % 25/30 사이클 동안 70 %[a]	B B C
		순간 정전	250/300 사이클 동안 0 %[a]	C
홈헬스케어 환경	교류 전원 (보호접지 포함)	전압 강하	반 사이클 동안 0 % 1 사이클 동안 0 % 25/30 사이클 동안 70 %[a]	B B C
		순간 정전	250/300 사이클 동안 0 %[a]	C

[a] 예를 들어, "25/30 사이클"은 "50 Hz 시험의 경우 25사이클" 또는 "60 Hz 시험의 경우 30사이클"을 의미한다.

5. 시험방법

① 시험 계획에 기초하여 수행한다.
② 피시험기기(EUT) 제조업체에서 지정한 가장 짧은 전원 공급 케이블을 사용하여 시험 발생기에 연결한다. 케이블 길이가 지정되지 않은 경우 피시험기기(EUT) 적용에 적합한 가장 짧은 길이여야 한다.
③ 시험전압의 주파수는 정격 주파수의 2% 이내이고 시험 중 시험 주전원 전압은 2% 정확도 내에서 모니터링 한다.
④ 시험발생기의 영점 교차조정은 ± 10°의 정확도를 가지며 전원 공급전압의 급격한 변화는 전압파형의 0°인 지점에서 변화가 발생해야 한다.
⑤ 시험계획문서에 제시된 모니터링 방법, 적합/부적합 기준에 따라 결과를 확인한다.

시험 준비 사진

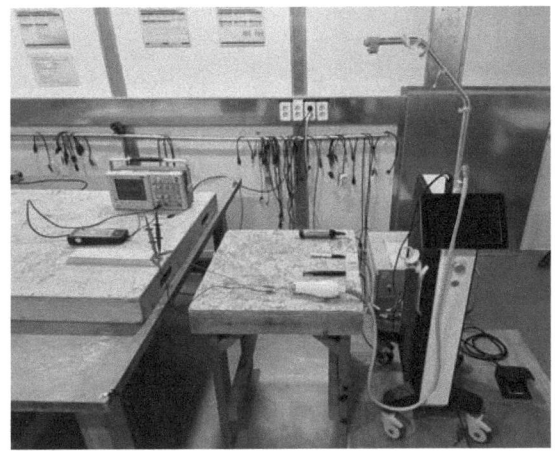

시험 배치

시험결과(예시)

시험자	NIFDS
시험 일자	2024-00-00
시험 장소	EMS Test Room
표준 및 시험 방법	IEC 61000-4-11:2004+A1:2017
부가 정보	N/A

전압강하 시험 결과						
U_N [V]	주파수 [Hz]	Test level [% of U_N]	Phase angle	Duration [Cycles]	작동 모드	관찰 결과
220	60	0	0°	0,5		
220	60	0	0°	1		
220	60	70	0°	30		

부가 정보: N/A

순시정전 시험 결과						
U_N [V]	주파수 [Hz]	Test level [% of U_N]	Phase angle	Duration [Cycles]	작동 모드	관찰 결과
220	60	0	0°	300		

부가 정보: N/A

* 시험 결과(예시) 양식은 국제전기기술위원회(IEC) 전기기술 장비 및 부품 적합성 평가 체계(IECEE)에서 발행한 TEST REPORT FORM(TRF)를 기반으로, 내용을 재구성하여 작성하였습니다.

* 예시에서는 의료기기 업체의 설계 및 제품 특성에 따라 달라질 수 있는 항목(작동모드, 체재시간 등)을 공란으로 표기하였습니다. 시험 진행 시에는 IEC 60601-1-2에 따라 작성된 시험 계획서에 구체적인 설정이 정의되어야 합니다.

자. 근접 자기장(PMF)

1. 시험목적

근접한 곳에서 사용되는 RF 송신기에서 방출되는 전자기 에너지에 노출될 때 전기 및 전자 장비에 대한 내성 요구사항을 지정한다. 본 문서에서 "근접"은 일반적으로 방출원과 피시험기기(EUT) 기기 사이의 분리 거리가 26 MHz를 초과하는 주파수의 경우 200 mm 이하, 26MHz 미만의 주파수의 경우 500 mm 이하임을 의미한다.

2. 시험장비

내부 또는 외부 변조 기능이 있는 신호 발생기, 전력 증폭기(유도 부하를 구동할 것 있는), 장(Field) 생성 장비: 방사 루프, 자기장 센서 루프, 전압계, 전류 프로브

3. 시험환경

시험 구역은 필요한 모든 테스트 장비를 수용할 수 있는 적절한 크기를 요구하며 시험 결과에 영향을 줄 수 있는 교란이 없어야 한다. 방사 루프는 피시험기기(EUT)와 바닥을 제외한 모든 금속 표면(발전기, 증폭기, 시뮬레이터, 보조 장비 등)에서 최소 1 m 떨어져 있어야 한다.

테스트 인력을 보호하기 위해 적절한 지침(예: 국가 규정, ICNIRP 권장 사항 등)을 따라야 한다.

피시험기기(EUT)는 비전도성 지지대 위에 일반 사용(테이블형, 바닥거치형)으로 위치시키고 실제 설치 조건에 최대한 가까운 구성, 배선은 제조업체의 권장 절차와 일치, 달리 명시되지 않는 한 모든 덮개와 접근 가능한 패널이 제자리에 있는 하우징에 있어야 한다.

테이블형, 휴대용, 벽면 장착형 피시험기기(EUT)는 높이 (0.80 ± 0.05) m의 비전도성 지지대 위에 놓아야 한다.

바닥거치형은 (100 ± 0.05) mm인 비전도성 지지대 위에 놓아야 한다.

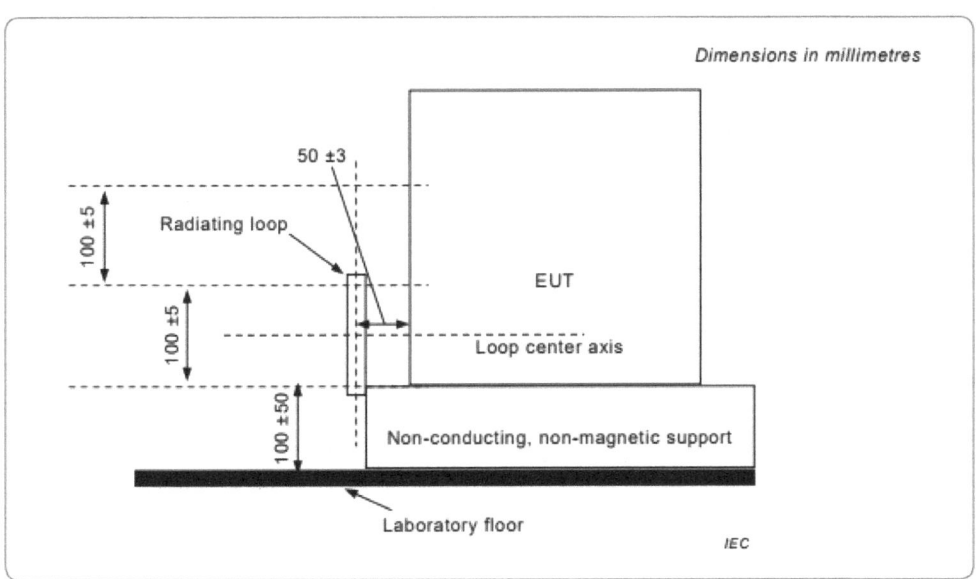

그림 31. 바닥거치형기기 방사루프 (9 kHz ~ 150 kHz) 배치의 예

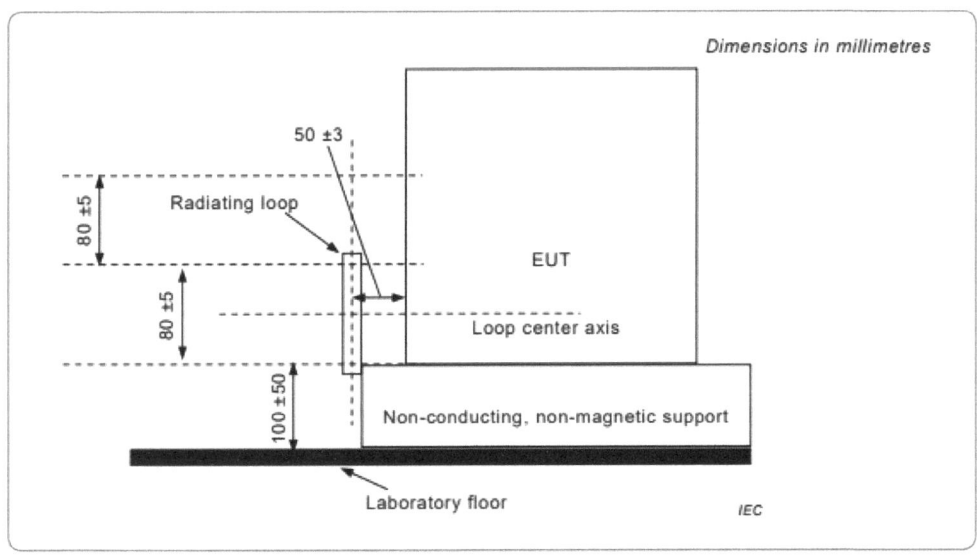

그림 32. 바닥거치형기기 방사루프 (150 kHz ~ 26 MHz) 배치의 예

4. 시험기준

가) IEC 60601-1-2:2020 Ed 4.1

표 26. 근접 자기장에 대한 외장 포트 내성의 시험 표준

시험 주파수	변조	내성시험 수준(A/m)
30 kHz[a]	CW	8
134.2 kHz	펄스 변조[b] 2.1 kHz	65[c]
13.56 MHz	펄스 변조[b] 50 kHz	7.5[c]

[a] 이 시험은 홈 헬스케어 환경에서 사용하기 위한 ME 기기와 ME 시스템에만 적용된다.
[b] 반송파는 50% 듀티 사이클 구형파 신호를 사용하여 변조되어야 한다.
[c] 변조가 적용되기 전의 r.m.s

5. 시험방법

9 kHz ~ 13.56 MHz 주파수 범위에서 근접 자기장에 대한 내성은 다음의 a) ~ d) 단계에 따라 평가되어야 한다. 제조자는 단계 d)로 직접 이동할 수 있다. 적용 가능한 각 단계에 대한 평가 결과는 시험보고서 또는 위험관리 파일에 문서화되어야 한다(해당될 경우). 그림 33을 참조한다.

무선 기기가 포함되어 있는 ME 기기가 통과 대역에서 시험 될 때 통신이 불가능할 수 있지만 ME 기기 또는 ME 시스템은 여전히 기본 안전 및 필수 성능을 제공할 수 있어야 한다.

a) 외장 내에 자기감응형 부품 또는 회로가 포함되어 있지 않거나 부착된 부속품의 일부인 ME 기기 및 ME 시스템의 경우 9 kHz ~ 13.56 MHz 주파수 범위의 근접 자기장에 대한 내성은 더 이상 평가할 필요가 없다.

b) 표 26 (IEC 60601-1-2:2020, 표 11)에 규정된 자기장원으로부터 최소 0.15 m 의 부품 또는 회로의 분리거리가 의도한 사용 기간 동안 외장 또는 부착된 부속품의 물리적 설계에 의해 보장되는 자기감응형 부품 또는 회로가 포함된 ME 기기 및 ME 시스템의 경우 9 kHz ~ 13.56 MHz 주파수 범위에서 근접 자기장에 대한 내성은 더 이상 평가할 필요가 없다.

c) 0.15 m 미만의 분리거리에서 표 26 (IEC 60601-1-2:2020, 표11)에 규정된 주파수, 장 세기 및 변조에 ME 기기 또는 ME 시스템의 노출에 대한 위험 분석을 수행한다. 표 26 (IEC 60601-1-2:2020, 표11)에 규정된 주파수, 장 세기 및 변조에 대한 노출의 위험이 허용되면 표 26 (IEC 60601-1-2:2020, 표11)의 시험을 수행할 필요가 없다.

d) b)의 분리거리 기준 또는 c)의 위험 허용 기준을 충족하지 않는 자기감응형 부품 또는 회로가 포함되어 있는 ME 기기와 ME 시스템은 IEC 61000-4-39에 규정된 시험방법을 사용하여 표 26 (IEC 60601-1-2:2020, 표11)에 규정된 대로 자기장에 대한 내성을 시험하여야 한다. 자기장은 외장의 표면 또는 의도한 사용 동안 접근할 수 있는 부착된 부속품에만 적용되어야 한다. IEC 61000-4-39와 함께 사용되는 시험 창은 자기 감응성 부품 또는 회로의 영역만 비추도록 선택하여야 한다. 자기장의 적용 위치는 시험계획에 명시되어야 할 것이고, 시험 보고서에 문서화되어야 한다.

표 27. 시험 중의 전력 입력 전압 및 주파수

시험	입력전압	전원주파수
전원 단자 방해 전압(전도성 방사) CISPR 11	최소 및 최대 정격 전압[c),d)]	어느 하나의 주파수[b)]
전자파 방사 방해(방사성 방사) CISPR 11	어느 하나의 전압[a)]	어느 하나의 주파수[b)]
고조파 방사 IEC 61000-3-2	220 V~240 V 또는 380 V~415 V로 정격이 정해진 ME 기기 및 ME 시스템의 경우는 다음과 같다. - 단일 전압에서 정격이 정해진 경우 해당 전압 - 단상이면서 범위가 지정된 경우 230 V - 3상이면서 범위가 지정된 경우 400 V	50 Hz 또는 60 Hz
전압 변동 및 플리커 방사 IEC 61000-3-3	220 V~250 V 상전압으로 정격이 정해진 ME 기기 및 ME 시스템의 경우는 다음과 같다. - 단일 전압에서 정격이 정해진 경우 해당 전압 - 단상이면서 범위가 지정된 경우 230 V - 3상이면서 범위가 지정된 경우 400 V	50 Hz
정전기 방전 내성 IEC 61000-4-2	어느 하나의 전압[a)]	어느 하나의 주파수[b)]

시험	입력전압	전원주파수
방사성 RF 전자기장 내성 IEC 61000-4-3		
RF 무선통신기기에서 발생하는 근접장에 대한 내성 IEC 61000-4-3 (임시 방법)		
전기적 빠른 과도현상/버스트 내성 - AC 주전원 IEC 61000-4-4		
전기적 빠른 과도현상/버스트 내성 - I/O SIP/SOP 포트 IEC 61000-4-4		
서지 내성 IEC 61000-4-5		
RF 전자기장에 의해 유도된 전도성 방해에 대한 내성 (전도성 RF 방해 내성) - AC 주전원 IEC 61000-4-6		
RF 전자기장에 의해 유도된 전도성 장해에 대한 내성(전도성 장해 내성) - SIP/SOP 포트 IEC 61000-4-6		
전원주파수 자기장 내성 IEC 61000-4-8	어느 하나의 전압[a]	50 Hz 또는 60 Hz 시험 수행 시 생성된 자기장과 ME 기기 또는 ME 시스템의 전원주파수는 동일해야 한다.[b]
전압 강하 내성 IEC 61000-4-11	최소 및 최대 정격 전압[c)d)]	어느 하나의 주파수[b]
순시 정전 및 전압 변동 내성 IEC 61000-4-11	어느 하나의 전압[a]	어느 하나의 주파수[b]
근접 자기장 IEC 61000-4-39	어느 하나의 전압[a]	어느 하나의 주파수[b]

[a] ME 기기 또는 ME 시스템의 정격 전압 범위 내에 든다면 시험은 어느 입력 전압에서 수행해도 무방하다. ME 기기 또는 ME 시스템을 어느 하나의 입력 전압에서 시험했다면 다른 전압에서 다시 시험할 필요가 없다.
[b] ME 기기 또는 ME 시스템의 정격 주파수 범위 내에 든다면 시험은 어느 전원 주파수에서 수행해도 무방하다. ME 기기 또는 ME 시스템을 어느 하나의 전원 주파수에서 시험했다면 다른 주파수에서 다시 시험할 필요가 없다.
[c] 최대와 최소 정격 입력 전압 간 차이가 가장 높은 정격 입력 전압의 25 % 미만일 경우 시험은 특정 정격 전압에서 수행될 수 있다.
[d] 변압기 탭을 이용하여 입력 전압을 선택하는 방식의 ME 기기 및 ME 시스템은 하나의 탭 설정에서만 시험해야 한다.
※ 국내의 경우 고조파 왜곡, 전압 변동 및 플리커에 대한 한계는 별도로 시행일을 정할 때까지 적용을 유보한다.

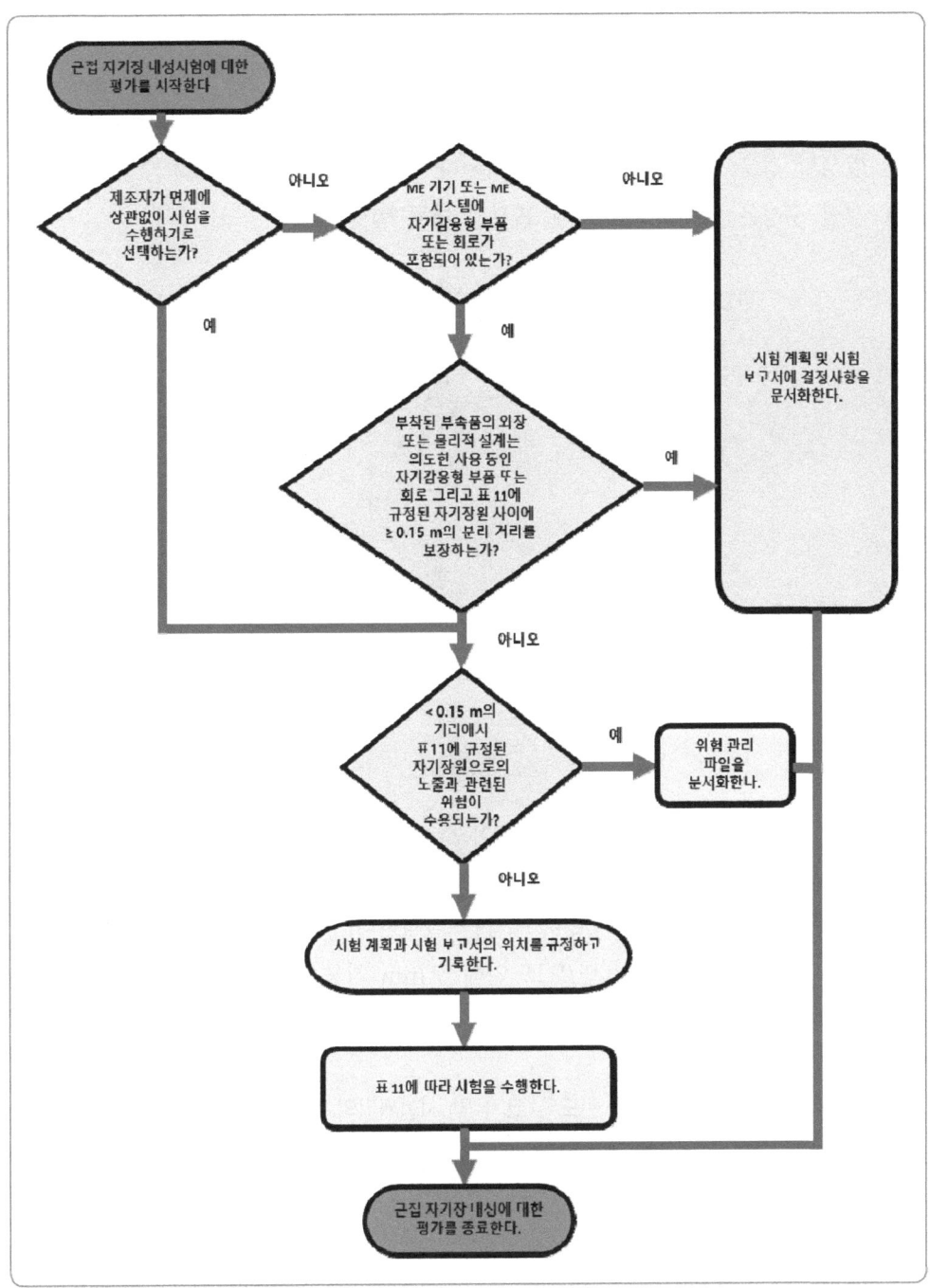

그림 33. 근접자기장 내성 시험 평가 여부 결정

① 시험은 시험 계획에 따라 수행한다.
② 기후조건은 피시험기기(EUT) 및 시험장비의 각 제조업체에서 지정한 한계 내에 있어야 한다. 상대습도가 너무 높아서 피시험기기(EUT)나 시험장비에 응축이 발생할 경우 시험을 수행해서는 안된다.
③ 시험 구성은 아래 그림 34에 표시된 대로 실행한다.

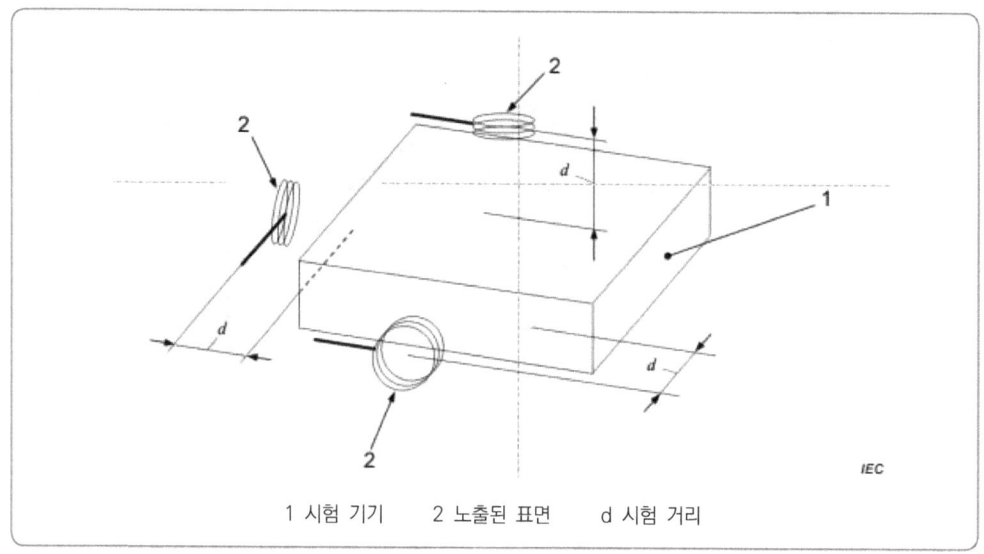

1 시험 기기   2 노출된 표면   d 시험 거리

그림 34. 근접 자기장(PMF) 시험의 개요

④ 제품 치수를 고려하여 윈도우 크기를 결정한다. 시험거리는 세부사항(예: 평평하지 않은 피시험기기 표면)으로 인해 3 mm 허용오차를 유지하기 어려운 경우 허용된다.

표 28. 근접 자기장(PMF)시험의 윈도우 크기 및 시험거리의 결정

주파수 범위	최대 윈도우 크기(mm)	시험거리 d (mm)
9 kHz~150 kHz (루프 안테나)	100 × 100	50 ± 3
150 kHz~26 MHz (루프 안테나)	80 × 80	50 ± 3

⑤ 정상사용 중 자기장에 노출되는 장비 표면을 시험한다.(바닥거치형 기기의 경우 바닥면은 제외된다.)
• 제외되는 영역
   - 장비 외부의 고정된 기계적 장벽으로 인해 자기장 발생원이 장비 표면으로부터 0.25 m 이내에 위치하는 것을 방해하는 표면
   - 장비 내부의 능동 소자(센서, 케이블, PCB 등)에 자기장 소스가 0.25 m 이내로 접근하지 못하도록 하는 방식으로 구성된 표면
   - 고정 설치 후 또는 사용설명서에 따른 휴대용 RF 송수신기가 가까이에서 더 이상 접근할 수 없는 장비의 지점 및 표면(예:바닥/벽면 영역)
   - 두 개의 관련 치수 각각에서 루프 직경의 150% 이상 크기를 갖는 일체형의 균질 강자성 재료(두께 > 0.25mm)로 구성된 표면
   - 서비스 또는 유지 보수 작업 중에만 근접하여 사용되는 휴대용 송신 장치의 전자기장에 노출된 피시험기기(EUT)의 표면

⑥ 시험계획문서에 제시된 모니터링 방법, 적합/부적합 기준에 따라 결과를 확인한다.

시험 준비 사진

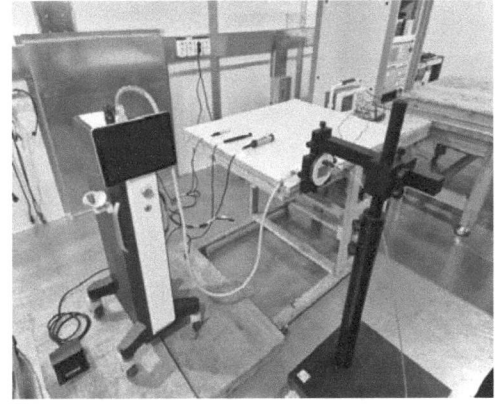

시험 배치

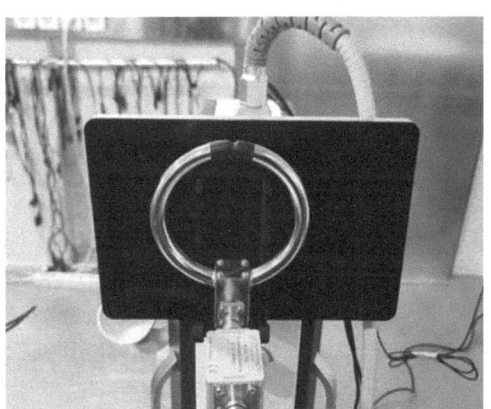

시험 배치

시험결과(예시)

시험자	NIFDS
시험 일자	2024-00-00
시험 장소	EMS Test Room
표준 및 시험 방법	IEC 61000-4-39:2017
부가 정보	N/A

Magnetic field immunity 9 kHz to 150 kHz	
윈도우(window) 크기	100 mm × 100 mm (maximum)
시험 거리	(50 ± 3) mm
적용 주파수	30 kHz, 134,2 kHz

Magnetic field immunity 150 kHz to 126 MHz	
윈도우(window) 크기	80 mm × 80 mm (maximum)
시험 거리	(50 ± 3) mm
적용 주파수	13,56 MHz

근접 자기장 시험 결과					
주파수	시험 레벨 [kV]	변조	작동 모드	체재 시간 [s]	관찰 결과
30 kHz	8	CW			
134,2 kHz	65	Pulse modulatin 2,1 kHz			
13,56 MHz	7,5	Pulse modulatin 50 kHz			

부가 정보: N/A

* 시험 결과(예시) 양식은 국제전기기술위원회(IEC) 전기기술 장비 및 부품 적합성 평가 체계(IECEE)에서 발행한 TEST REPORT FORM(TRF)를 기반으로, 내용을 재구성하여 작성하였습니다.
* 예시에서는 의료기기 업체의 설계 및 제품 특성에 따라 달라질 수 있는 항목(작동모드, 체재시간 등)을 공란으로 표기 하였습니다. 시험 진행 시에는 IEC 60601-1-2에 따라 작성된 시험 계획서에 구체적인 설정이 정의되어야 합니다.

의료기기 전자파 안전 시험방법 정보자료집

V

참고사항

V 참고문헌

- EN 60601-1-2:2015/A1:2021, Medical electrical equipment - Part 1-2: General requirements for basic safety and essential performance - Collateral Standard: Electromagnetic disturbances - Requirements and tests
- IEC 60050-161:1990, International Electrotechnical Vocabulary (IEV) - Part 161: Electromagnetic compatibility
- IEC 60601-1-2:2014, Medical electrical equipment - Part 1-2: General requirements for basic safety and essential performance - Collateral Standard: Electromagnetic disturbances - Requirements and tests
  Amendment 1:2020
- IEC 61000-4-2:2008, Electromagnetic compatibility (EMC) - Part 4-2: Testing and measurement techniques - Electrostatic discharge immunity test
- IEC 61000-4-3:2006, Electromagnetic compatibility (EMC) – Part 4-3: Testing and measurement techniques – Radiated, radio-frequency, electromagnetic field immunity test
  Amendment 1:2007
  Amendment 2:2010
- IEC 61000-4-4:2012, Electromagnetic compatibility (EMC) – Part 4-4: Testing and measurement techniques – Electrical fast transient/burst immunity test
- IEC 61000-4-5:2014, Electromagnetic compatibility (EMC) – Part 4-5: Testing and measurement techniques – Surge immunity test Amendment 1:2017

- IEC 61000-4-6:2013, Electromagnetic compatibility (EMC) - Part 4-6: Testing and measurement techniques - Immunity to conducted disturbances, induced by radio-frequency fields
- IEC 61000-4-8:2009, Electromagnetic compatibility (EMC) - Part 4-8: Testing and measurement techniques - Power frequency magnetic field immunity test
- IEC 61000-4-11:2004, Electromagnetic compatibility (EMC) - Part 4-11: Testing and measuring techniques -Voltage dips, short interruptions and voltage variations immunity tests Amendment 1:2017
- IEC 61000-4-39:2017, Electromagnetic compatibility (EMC) - Part 4-39: Testing and measurement techniques - Radiated fields in close proximity - Immunity test
- IEC 61326-1:2020, Electrical equipment for measurement, control and laboratory use - EMC requirements - Part 1: General requirements
- IEC 61326-2-6:2020, Electrical equipment for measurement, control and laboratory use - EMC requirements - Part 2-6: Particular requirements - In vitro diagnostic (IVD) medical equipment
- CISPR 11:2015, Industrial, scientific and medical equipment - Radio-frequency disturbance characteristics - Limits and methods of measurement
  Amendment 1:2016
  Amendment 2:2019
- CISPR 16-2-3:2019, Specification for radio disturbance and immunity measuring apparatus and methods - Part 2-3: Methods of measurement of disturbances and immunity - Radiated disturbance measurements
- KS C IEC 60050-161:2015, 국제전기기술용어 - 제161부: 전자기 적합성
  추록 2018
  추록 2023
- KS C IEC 60601-1-2:2021, 의료용 전기기기 — 제1-2부 : 기본안전 및 필수성능에 관한 일반 요구사항 — 보조 표준 : 전자파 방해 — 요구사항 및 시험
- KS C 9610-4-2:2022 전자파적합성(EMC) — 제4-2부: 시험 및 측정기술 — 정전기 방전 내성 시험

- KS C 9610-4-3:2022 전자파적합성(EMC) — 제4-3부: 시험 및 측정기술 — 방사성 RF 전자기장 내성 시험
- KS C 9610-4-4:2020 전자파적합성(EMC) — 제4-4부: 시험 및 측정 기술 — 전기적 빠른 과도현상, 버스트 내성 시험
- KS C 9610-4-5:2023 전자파적합성(EMC) — 제4-5부: 시험 및 측정기술 — 서지 내성 시험
- KS C 9610-4-6:2020 전자파적합성(EMC) —제4-6부: 시험 및 측정 기술 —전도성 RF 전자기장 내성 시험
- KS C 9610-4-8:2022 전자파적합성(EMC) — 제4-8부: 시험 및측정기술 — 전원 주파수 자기장 내성 시험
- KS C 9610-4-11:2020 전자파적합성(EMC) — 제4-11부: 시험 및 측정 기술 — 전압 강하, 순간 정전, 전압 변동 내성 시험
- KS C 9811:2019, 산업, 과학, 의료용(ISM) 기기 - 무선 주파수 방해 특성 - 허용 기준 및 측정방법
- KS C 9816-2-3:2020, 전자파 방해 및 내성 측정장비와 측정방법 - 제2-3부: 전자파 방해 및 내성 측정방법 - 방사성 방해 측정
- FDA 인정된 합의 표준 데이터베이스
  https://www.accessdata.fda.gov/scripts/cdrh/cfdocs/cfStandards/results.cfm
- 유럽연합 집행위원회가 유럽연합 관보(OJ)에 발표한 통일된 표준의 참고 문헌
  MDD: https://single-market-economy.ec.europa.eu/single-market/european-standards/harmonised-standards/medical-devices-old_en
  MDR:https://single-market-economy.ec.europa.eu/single-market/european-standards/harmonised-standards/medical-devices_en
- https://standards.cencenelec.eu/dyn/www/f?p=CENELEC:110:::::FSP_PROJECT,FSP_ORG_ID:65599,1257161&cs=127F98B36CAE04461ED9DBFA05B27E80B
- 후생노동성 의약·생활위생국 고시, 令和5年2月27日, 薬生機審発0227第1号, 「医療機器の電磁両立性に関する日本産業規格の改正の取扱いについて(의료기기의 전자파 간섭(전자파 적합성)에 관한 일본 산업 규격 개정 처리에 대하여)」
  https://www.mhlw.go.jp/web/t_doc?dataId=00tc7360&dataType=1&pageNo=1

편집위원장 의료제품연구부장 정지원

편 집 위 원 박해대, 양원선, 김별아, 연찬미, 박종선

도움주신분 김동희(한국화학융합시험연구원)
김태형(대구경북첨단의료산업진흥재단)
박준호(디티앤씨)
김상운, 정우람(아이씨알)
최정현(에이치씨티)
박재호, 이종화(유로핀즈케이씨티엘)
김정호, 연홍원, 조현덕(오송첨단의료산업진흥재단)
김창우(한국건설생활환경시험연구원)
김성열, 김진성, 신민재(한국기계전기전자시험연구원)
박성호, 최인열, 최정민, 한상용(한국산업기술시험원)
김지용(스탠다드뱅크)

의료기기 전자파 안전 시험방법 정보자료집

초판 인쇄 2025년 05월 26일
초판 발행 2025년 05월 30일

저　자 식품의약품안전처 식품의약품안전평가원
발행인 김갑용

발행처 진한엠앤비
주소 서울시 서대문구 독립문로 14길 66 205호(냉천동 260)
전화 02) 364 - 8491(대) / 팩스 02) 319 - 3537
홈페이지주소 http://www.jinhanbook.co.kr
등록번호 제25100-2016-000019호 (등록일자 : 1993년 05월 25일)
ⓒ2025 jinhan M&B INC, Printed in Korea

ISBN 979-11-290-5985-7 (93570)   [정가 12,000원]

☞ 이 책에 담긴 내용의 무단 전재 및 복제 행위를 금합니다.
☞ 잘못 만들어진 책자는 구입처에서 교환해 드립니다.
☞ 본 도서는 [공공데이터 제공 및 이용 활성화에 관한 법률]을 근거로 출판되었습니다.

동 정보집은 2024년도 식품의약품안전처의 연구개발사업(의료기기 기준규격 국제조화 연구, 24204심평연177)의 결과를 활용하였습니다.